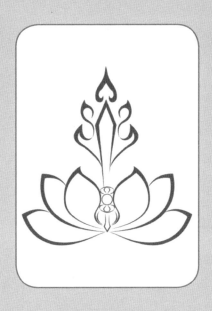

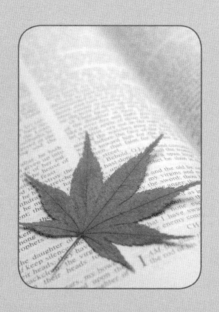

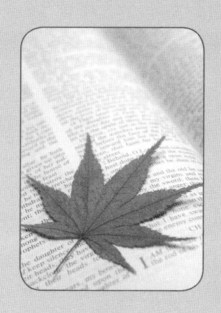

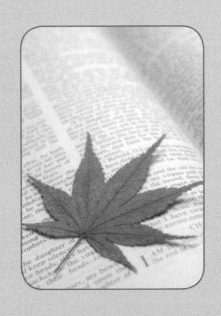

全健康

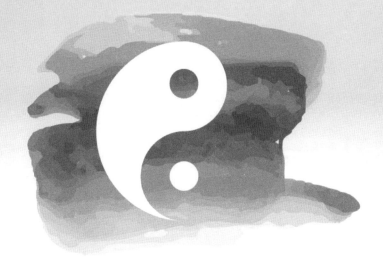

零疾病實用心法

呂應鐘 著

序一：呂應鐘現象

哲學博士 鈕則誠／銘傳大學教育研究所客座教授

最早聽聞呂應鐘之名，是在我的大學時代，那時我喜歡看太空科幻電影，而他的大名常跟「飛碟UFO」連結在一道。二十年後，我到嘉義南華大學教書，在校園內巧遇其人，成為樓上樓下的同事和鄰居，這時他是超心理學專家。

後來我搬回台北，有一次在誠品書店的新書發表會上碰見他，他正在為腫瘤治療現身說法，同時也蔚為生死學、生命教育名家。

一個人廣泛涉獵、博學多聞並不足為奇，但是能在不同領域間不斷開風氣之先，那就難能可貴了。呂應鐘教授能夠在不同時期，先後成為飛碟學、超心理學、生死學、自然醫學的重要代言人，這種情形難得一見，我稱之為「呂應鐘現象」。

1996年至99年間的南華大學，是臺灣高教史上的一個異數。在那三年間，它彙聚了臺灣人文與社會科學界一群志同道合的朋友，共同生活在嘉義大林的鄉間野地之中，談玄說理、言古論今，頗有世外桃源之趣。

在我的印象裡，這所學校不少人身懷絕學，有三位教授更是名符其實的著作等身，除了龔鵬程校長之外，呂應鐘教授便是其中的一位。迄今他撰述的書籍已達一百二十六部，寫作範圍除了上述幾類外，還包括管理、電腦、哲理、風水等方面作品，由此可見他的多元興趣。尤其是其抗癌著作均有其獨特性，可以說是呂教授因癌症「困而學之」的經驗分享。

2000年，當他得知自己身上出現腫瘤，便立即展開自學研究方案，通過博覽群籍，發掘抗癌養生之道。醫師囑咐要做七次化療，他只做一次，如今健康如常，可見這本書是呂教授的生路歷程和因應對

策，極具參考價值。

想當年2001，他的第一本《我的腫瘤不見了》甫一在臺灣出版就洛陽紙貴，備受重視。尤其對許多「同是天涯腫瘤人」的患者而言，更屬空谷足音、救命寶典。

重要的是，呂應鐘教授至今仍活得生龍活虎，已經七十六歲的他卻沒有老態，每年又著書不輟，這本新書是他第十四部健康方面的著作，他本著好學不倦的工夫，反身而誠，探索自己的身、心、靈三位一體（Trinity），開拓生命的學問，本身就是生命教育的活教材。

我樂於以教育哲學學者的身分，向大家推薦他的著作。

祝願讀者朋友閱後福至心靈，日日是好日。

序二：生命重建與靈性成長的歷程

心理與諮商博士 陳芳玲／嘉義大學教育系所退休教授

我個人從事多年生死教育與悲慟輔導工作，有機會遇到一些與死亡有交會經驗的人，特別是癌症患者及其家屬，我們就一起學習。

而我發現，不論是患者或家屬在面對死亡威脅的疾病時，其反應有多種形態，從怨言、怒吼、對生命發出質疑，到以勇氣面對自身疾病、以實際行動尋求痊癒之道者都有。

在這過程中，發現不少人經常是處於「為什麼是我？」、「我到底做錯了什麼？」、「生命是何其的荒謬？」的痛苦之中。而能轉化成有勇氣面對的人，除了提升身體病痛的忍受度及治療效果外，在遭受身體病痛的折磨與死亡威脅中，他們仍能維持著生命的成長，特別是靈性的成長。

我與呂老師相識二十多年。記得他化療後回宿舍休養，我與一位學生前去探望他，當時我們準備一些相關的調養方式想與他分享，然而他卻向我們兩人介紹比我們所瞭解更多的調養及養生之道，並一再告訴我們，他要將心得出版成書，介紹給需要的人。此種精神令我非常佩服。

每次見到呂老師，或聽共同認識的友人提起他時，總會讓我聯想起國外的一篇研究報告：「個體害怕生命無意義，遠甚於對死亡的害怕；而對生命品質的需求遠高於長壽的需求；死亡恐懼的產生，不僅是因沒有能力去完成個人生命目標，更因無法發現個人生命存在的意義與（或）實踐的機會。」我常想，呂老師應該是一位已超越死亡並擁有個人生命目的與意義的人。

「全人健康」運動的理念基礎，是個人為自己的健康和疾病負責，沒有所謂的受害者。「互補性的醫療」理念則是除了施以傳統的

治療之外，也關注如何協助患者找到製造、參與和支援疾病的原因，協助病人走上痊癒之路。

二十多年來，呂老師能調合此兩種對立性的健康理念於他的著作中，每一本書出版之後都立即受到廣大的迴響。記得有幾次與呂老師和他的朋友一起吃飯聊天時，他的行動電話總響個不停，我發現其中有許多電話都是病人在詢問他如何調養，而他的回應態度總是關懷之情溢於言表，且事後並常與詢問者維持聯繫，非常令人感動。

這幾天得知呂老師又有新書出版，我非常感動，我想呂老師的書一定會再次為處於疾病所苦的人或其家屬，帶來一道可痊癒的曙光。

而一般尚稱健康的人在研讀之後，也可能從中發現如何在日常生活中維持健康、延遲老化及降低疾病罹患機會的方法。

這本書可謂是濟世良書，謹欣以為序。

序三：自然醫學界的東方不敗

整合醫學博士 Eva劉／台灣全我中心CEO

　　2001年12月，呂應鐘教授在高雄開授南華大學推廣班的《生死學》課程，我好奇去上課，遂與他結下因緣。當時是他罹癌的次年，至今23個年頭過去了，依然健在，宛如金蟬脫殼，活的比以前更年輕、更健康自在，又更忙碌充實。

　　我很肯定，他是第一波來到地球的「靛藍阿公（indigo grandfather）」，是一位有神聖使命的宇宙使者，扮演來地球的先鋒者角色，到地球來參與地球的「進（淨）化工程」，很辛苦也付出不少代價，對後繼者開啟一個新的指引道路。

　　呂教授的生涯可以分成二個階段，都是在顛覆地球人的思維。2000年之前，是在研究並推廣飛碟外星人、超心理學、生死學、宗教科學、宇宙生命學等天上的學問，提出獨創的「宗教科學+宇宙靈學（Religious Science & Cosmic Spirituality）」的學問架構。2000年罹癌之後，落回人間，轉到深入研究自然醫學、整合醫學、營養醫學、量子醫學、信息醫學，之後又進入靈性醫學境界，似乎又與天上的學問合一了，而且又提出獨創的「靈心身合醫學」的學問架構。

　　他過人的勇氣及對宇宙的信任，都證實了「萬事皆有可能」的信息，他又覺得地球太美好了，捨不得離開，讓他繼續存在地球「價值完成」。

　　二十二年來看到他始終走著「究天人之境、通古今之局、釋經典之諦、成一家之言」的道路，不論是飛碟外星人、超心理生死學、《德道經》原文重現重譯、佛學宇宙生命學新詮等各方面，都有超前的論調以及著作出版，也竟然都成為粉絲們熱衷討論的議題。

　　「健康」與「生命」都必須來自於對生命的覺醒，呂教授自己親

身體驗並證實癌症不是病，是「靈性覺醒」的過程中必須經歷的陣痛，也是一份上天的禮物。從此認知生命的豁達與深刻的體驗，才有如此大的耐心與張力，對許多病人做無條件的付出與協助，視病人為師。

「療癒」必然是發生在自我的認識、內在身心靈的和諧。透過現代醫療的手段，只能做到生理上的舒緩而已，卻無法徹底根治疾病，必須要進到「心靈世界」與「科學世界」合一的境界，方能達到真正的療癒，因此自我療癒的過程就有如「身、心、靈」的科學整合與揚升的過程。

這本書是呂教授二十三年來自我「療育」[1]的親證與研究心得，在出版十三部抗癌與自然健康相關著作之後，融入多年來對生命奇蹟的體認，又加上近年的量子理論，重新詮釋了身心靈全健康的意涵。

我深信呂教授常說的：「我要食百二，甚至食三百」[2]，因為他擁有一位今年一百二十三歲老將軍送他的紅寶石戒指，指環內刻著「三百歲」字樣。在一些比較重要場合，他就會戴出來，一定有其意義的。

呂教授今年七十六歲了，但所有看到他的人都會驚訝於看起來才五、六十歲的樣子。我相信他還會繼續存在地球上，對地球人作出更多的貢獻，不愧是東方不敗。

台灣全我中心（身心靈全健康教育機構）0800826588

---

1 「育」字的重點是在「思維的育化」，不只是疾病的療癒而已。
2 「食」是正統古代河洛話讀音為tsiah，就是吃、喫的同意字。市面上會看到用同音的「呷」字，事實上是不正確的用字。

自序：相由心生，真實不虛

2000年3月至8月是我人生的重要體驗，也是一個想不到的轉捩點，因為老天爺給我開了一個大玩笑。

相信任何人在沒有罹患癌症之前，應該不會閱讀癌症的相關書籍，當時的我也一樣。於是在醫師宣布我得腫瘤的當天下午，就去台北重慶南路買了十七本癌症書，也開始找遍網路上國內外癌症訊息，發揮學術研究精神，深入研究癌症成因、常規治療方法的缺失、醫藥的副作用等等，也找到國外各種先進自然醫學學理，短短一周內就讓自己成為癌症專家了。

二十三年來在協助各式各樣病人的同時，也不間斷地積極研究「真健康」的主題，並親身嘗試各種自然輔助另類療法，發揮科際整合精神，做比較研究。但在嘗試十多種自然療法之後，體會到各種單一療法只有某些局部效果，不能宣稱能治百病，若是光靠一、兩種自然療法就想抗癌成功，絕對會失敗。

於是又開始進行各種自然醫學與各種療法的比較研究，將多達近百種的自然療法一一檢視，將操作麻煩、單一療效、推廣期間不長、市面上很多人在操作、有後遺疑慮的項目一一去除，將剩下的具有深厚學理的項目開始做最有效的整合。

罹癌的第二年九月就出版《我的腫瘤不見了》，當時報紙也有報導。立時很多病人來找我，都提供有效整合後的實質做法給對方，發現有些人存活了，有些人仍然離開。我便開始思索何以有如此差異？

於是將病人的諮詢記錄做比較統計，先了解病人的身心狀況，並與當事人及子女對話，終於發現能夠去除頑固心態、用全然相信的心，並且能依照方法持續使用半年以上，大都能存活下來。

而那些抱著懷疑心態、僵化思想、個性固執，嘗試一、兩個月就

放棄的病人，就沒有如此幸運。

甚至有女性乳癌患者、子宮肌瘤患者，以及不是癌症的癲癇症、糖尿病、異位性皮膚炎等等患者也來找我。讓我深信這是老天爺的安排，他／她們都是我的老師，給我很多不同的疾病課題要我來研究，於是我又以中醫治本的思維，探索各種疾病的原因，從解決病因下手，然後提供經過自己整合後又深具學理的方法，協助病人健康。

後來讓我真的發現，疾病不光是身體出現症狀而已，反而是心理因素占多數。病人心理不健康，絕對無法療癒。「相由心生」，果然如此。

又有一些病人，發現他（她）們經過多次復發，疾病狀況越形嚴重，來找我時已經快要不行了，我發現不是醫師的錯，而是冥冥中的命數，上天要收回他／她們了，或是他／她們的靈魂選擇要離開地球了，讓我體悟到疾病還有更重要的「靈性面」的安排，遇到這種病人，是不能幫忙的。

回顧二十三年來，不間斷地深入研究東方四種傳統醫學以及西方新進的輔助替代醫學，用「身心靈」三個層面來建構相輔相成、易學易行、實際有效的方法，不僅讓自己保持更健康年輕，也協助全然相信的病人健康了，迄今有不少十多年來已回復健康的癌症病友，都已成為好朋友，經常聽到他／她們回饋協助他人的經驗，內心相當高興！

個人在大學修習過核子物理、量子力學、高等物理、相對論等課程，具有深厚基礎。就在1982年法國物理學家阿斯佩（Alain Aspect）和他的小組成功證實「量子糾纏（quantum entanglement）」的確存在，也挑戰了愛因斯坦所說「光速是速度的極限」的說法[3]。

2022年諾貝爾物理獎就頒給阿斯佩，以及美國理論和實驗物理學家克勞瑟（John Clauser）、奧地利量子物理學家蔡林格（Anton Zeilinger），因為他們三人向世人展示研究和控制量子糾纏狀態下的潛力，為量子技術的新時代奠定了基礎。這也讓我多年來的量子思維

有了驗證。

五十年來，我在不同學術領域都會有先進的思維，自己也不知何以如此能跨九個領域著作。上天又有安排，就在2008、2013、2015在不同地方、透過不同人士、不同方式的高維傳訊，讓我知道原來自己這麼多年能夠跨越九個領域的研究與成果，有40%是星際無邊的宇宙高維智慧生命傳給我的，30%是我自己的，還有30%仍待我去發掘。

此時我才知道，自己此世來到地球有三個任務，就是寫「宇宙科技、自然健康」兩大類書籍，以及東方思想系列[4]。回顧1975年出版《不明飛行物》以來，外星文明宇宙學著作迄今出版四十八部，靈心身健康著作迄今出版十四部，似乎有照著宇宙任務在進行。

這本書是2016年出版的厚達四百二十四頁的《全健康：超完美靈心身合醫》的修訂版，是台灣全我中心的數年來培訓課程的教科書，旅居芝加哥的華人辦的亞洲健康科學院多年來也用此書當教科書，早就銷售一空。

所以將原書理論解說太過詳細的篇章修少一些，再加入近年量子理論及七年來的實用心法。也是宇宙高維靈性生命安排要在2024年初出版的，以因應2024開始的離火九運未來二十年[5]。

在此期望大家體會「靈心身全健康」的境界，這是未來的趨勢。

---

3 讓我回想民國60年大三時在研讀相對論時（台灣中華書局出版），看到在「光速是速度的極限」這一句之前事實上還有一句「在同一個系統內」，可是多年來我沒有看過任何一位物理教授重視這一句。當時我就想：「如果不是同一個系統內，那麼光速就不是速度的極限了，不是嗎？」所以我不相信愛因斯坦的話是對的。近年「多重宇宙」理論被肯定後，我恍然大悟，過去全球所有科學家都認為只有一個宇宙（universe），所以「在這一個宇宙系統內，光速是速度的極限」是對的，但是，了解多重宇宙（multiverse）的存在後，就自然知道光速在不同宇宙中就不是相同的了。同時這也可以解釋佛陀在佛經裡提到很多佛國的天人壽命的不同了。

4 也就是「還原佛陀宇宙生命科學思想」與「還原老子原文思想與重譯」。

我只能說「一切來自你／妳的心！」祝福用心閱讀本書的人，健康快樂！

---

5 2004至2023年的過去二十年，是艮卦主宰的土運，象徵年輕人與房地產都得旺氣。但從2024開始的二十年是離卦當令的火運，代表發光發熱、虛擬、向上。因此能源產業、數位經濟、網際網路、人工智慧、宇宙研究、文化產業會更加多元化的發展，而健康產業、心靈和精神層面提升更受到重視，與美麗有關的產業都會興盛。思想活躍且熱情有禮的中年女性倍受重視。但另一方面，想不勞而獲的人、啃老族、社會寄生蟲也會增加。

【要有信心 方能健康】

　　很多人以為生病了，就要看醫生，把消除疾病的責任放在醫生身上，事實上，要身體健康，責任完全在自己。在此先引用《聖經》裡面若干耶穌治病的事例：

　　〈太5:27-30〉：有兩個盲人跟著他，喊說：大衛之子啊，可憐我們吧！耶穌進了屋子，兩個盲人來到他面前，他就問他們：你們信我能做這件事嗎？他們回答：主啊，我們信。於是，耶穌摸他們的眼睛，說：照「你們的信心」成全你們吧！他們的視覺便恢復了。

　　〈太9:2〉有人用褥子擡著一個癱子到耶穌跟前來。耶穌見到他們的「信心」，就對癱子說：小子，放心吧！你的罪赦了。

　　〈太9:20-22〉：有一個女人患了十二年血崩；她走到耶穌背後，摸了一下他外袍的衣角。她心裡想：只要我摸到他的衣角，我一定會得到醫治。耶穌轉過身來，看見她，就對她說：孩子，放心吧，「你的信心」救了你！就在那時候，那個女人的病好了。

　　〈路7:2-10〉：耶穌進了迦百農，有一個百夫長進前來，求他說：主啊，我的僕人害癱瘓病，躺在家裡，甚是疼苦。耶穌說：我去醫治他。百夫長回答說：主啊，你到我舍下，我不敢當；只要你說一句話，我的僕人就必好了。……耶穌聽見就感到希奇，對跟從的人說：我實在告訴你們，「這麼大的信心」，就是在以色列中，我也沒有遇見過。……耶穌對百夫長說：你回去吧！照「你的信心」，給你成全了。那時，他的僕人就好了。

　　以上只是少數幾例而已，但可看出耶穌也很重視病人的「信心」，所以，閱讀本書的讀者，你們也必須有堅定的信心，方能成功！

前言：星際無邊，一切來自你的心

絕沒想到2000年8月14日周一，醫師在我的鼻腔做了小切片，21日上午去看報告，醫師便說：「非何杰金氏鼻腔淋巴癌，罕見，惡性的，要住院治療。」

頓時晴天霹靂，讓我從多年來研究飛碟外星人、超心理學、生死學等天上虛無飄渺的主題，一下子跌落地面。這一天實在是我人生旅途中一個極大的轉捩點，縱使心裡實在不能接受，但也只好勇敢面對。

所以當天在健保局辦好重大傷病卡之後，落寞地回到家，整個下午坐在客廳思考一生，不禁唏噓。甚至也想到遺產的處理，除了可以交待的房子、汽車、存款、書籍之外，似乎沒有任何多餘的物品可以交代了，突然覺得人生怎麼如此輕如鴻毛？人生不是重如泰山嗎？

就在徬徨無依的思緒中，想到自己才五十二歲，還算不老，如果上天要我回去，怎麼辦？自己日常生活很注意健康，不抽煙、不酗酒、不熬夜，怎會這樣？正在惆悵之時，突然星光乍現，「天將降大任於斯人也，必先勞其筋骨，苦其心志」這一句話出現了，讓我突然豁達，對自己說：「我知道了，這不是老天爺要收我回去，而是要我親身體會癌症治療的痛苦，深入研究，寫書來協助病人。」

我頓時不害怕了，浩氣十足，不再擔心癌症，體內似乎已經沒有癌症了。於是在等醫院通知住院治療的四天，我已經讀完十七本癌症書，閱覽不知多少篇各大醫院網路癌症文章，對癌症的治療非常清楚了，整個心篤定下來。所以後來敢於只做一次化療，就成為醫院逃兵。換一家醫院找熟識的醫師去做局部放療。

8月底到次年1月的五個月間，我非常用功，大量閱讀現代醫學相關書籍與網站資料，冥冥中上天讓我有序地接觸到多種醫學資

訊，包括Nutraceutical（營養醫學，類藥劑營養品）、Orthomolecular Medicine（分子矯正醫學）、Clinical Nutrition Therapy（臨床營養治療）、量子營養效應（Quantum Nutritional Effect）等各種外國資料。

　　由於自己從八〇年代起就接觸「超心理學」，在南華大學開授過「生死學」課程，早就瞭解人體絕對不只是一個物質體而已，生命也絕對不是出生到死亡這一段而已，人應該是由「有形肉體（硬體）」與「無形靈體（軟體）」構成的二個生命系統，就如沒有灌軟體的電腦是不能操作的，同樣道理，沒有靈體的肉體就是屍體，肉體是有使用壽命的硬體，靈體卻是永恆存在的軟體（請將這一段記住，非常重要）。

　　雖然三個月後腫瘤完全不見了。但還是遵守醫師交待的時間回診，仍是照CT與抽血，醫師每次總是說：「clean，一切OK」。一年後，我覺得沒必要回診了，就跟醫師說：「每次都clean、OK，不想再回診了。」醫師也答應了，直到現在二十二年過去了，沒有再踏入大醫院一步。

　　從此我的「心」中澈底delete掉自己曾是癌症病人的銘記，忘掉它，快樂地過日子，一切唯心所現。

心靈健康是最高境界

　　我是核子工程、天文學出身的理工男，但得了癌症之後，便一直在思考並研究現代醫藥問題，一直在探討正確的「自然健康科學」理論。體會到現代醫療太偏重「生病後的症狀消除」，只能做到控制症狀，不能讓人真正回復健康。

　　2003年，我出席北京一次會議，晚間看報紙，看到當時中國心血管病防治科研領導小組副組長洪昭光醫師說：

　　　　人的健康分生理、心理和心靈三層次；最高境界是心靈健康。
　　　　一切從觀念開始，觀念偏差就出岔，五六十歲命歸西；觀念對
　　　　則長壽，活過百歲不稀奇。

總之，正確的保健觀念足以改變人生。有了它，再看修身和養心。許多人提前得病、殘廢或死亡，那是因為無知、保健知識不夠。

這一段話與我當時的體會完全一致，我相信得癌症是老天爺給我的人生考驗，也是給我的大禮物，所以必須勇敢地找到正確的方法來克服，回復真正的健康。

一言以蔽之，任何疾病都是顯現在外的肉體現象而已，疾病本身不一定是病。例如：「發燒」是在警告我們體內發炎了，不能只用退燒藥來壓制症狀，必須找出發燒的原因。如「咳嗽」是在告訴我們呼吸系統有雜質了，不能只用止咳藥來消除症狀。如「高血壓」是在警告我們血管硬化阻塞了，不能只用降血壓藥來搪塞病因。

所以要健康絕對不是只消除外顯的症狀而已，這樣根本沒有解決疾病的本質問題。

量子思維讓你了然一切

我深深體會，不管是天上地下、過去未來，「星際無邊，一切來自你的心」，才是人類必須徹底認知的最重要課題，然後再加上「量子思維」來看待身體與疾病，就更能了然。

愛因斯坦說過：「一切皆是能量。」人體不僅是物質的細胞組成，也是一個極複雜的有機巨系統，更是一連串意識能量頻率信號的組合。這個複雜的信號系統可以連接他人，可以連接宇宙，上達天聽，這也正是佛學第八識「阿賴耶識」（所以又稱「根本識」）。

阿賴耶識可以說是含藏著宇宙萬物萬法的種子，用現代話講就是「宇宙信息」。因此現代人必須依序從「量子意識、宇宙信息、心靈世界、靈性存有」的角度來看待人體，才能真正健康。

非常期望大家能有量子場域的概念，了解能量場、信息場、意識場在健康方面的重要性，學習本書提出的各種療育理論與實務，就能邁向更佳的健康境界。

一切來自你的心，健康也是

「星際無邊，一切來自你的心」，這一句是2018年「天上的師父」傳訊給我的。讓我深切明白人生的一切都是自己的心所幻化出來的，疾病也是如此。

世界衛生組織定義「健康」：「是一種身體、精神及社會的完全良好狀態，不只是疾病或羸弱之消除。」然而此處的「健康」仍然停留在3D的物質肉體思維，必須將健康的定義再往5D的「靈性（spiritual）」延伸，方能進入全然完美的健康境界。

所以要健康，必須設法求得心理健康與靈性健康，這也就是「一切來自你的心」：

「相由心生」是指健康的身體是由健康的心態所呈現。

「萬法唯心」是指各式各樣的健康方法也是來自你的心。

「心誠則靈」是指有了誠心誠意的心態，身體自然健康。

「精誠所至，金石為開」是指全然相信心靈的力量，一切健康。

「信則永生」是指相信心靈力量，身體自然健康長壽。

可是，要如何進行心靈健康？似乎大家都不會。幸好《大方廣佛華嚴經・卷第十一・入不思議解脫境界普賢行願品》已經告訴我們：

> 「菩薩初學修菩提時，當知病為最大障礙，若諸眾生，身有疾病、心則不安，豈能修習諸波羅蜜？是故菩薩修菩提時，應先療治身所有疾。」

境界比人類高的菩薩都要「先療治身所有疾」，所以，人類還是必須先從療治身體所有疾病做起，方能往上修菩提（心靈）。所以本書提出：「身心靈是療癒的操作順序，靈心身是生命的思維順序」。

要健康，必須先問「你的心」是否健康，不是靠醫師，不是靠家人，也不是靠這本書，完全要「靠你自己」。請大家能夠用心體會！

星際無邊，一切來自你的心。

要先相信，才會看見。

CONTENTS

【第一部：全健康零疾病觀念篇】

目　錄

CONTENTS

目　錄

第一部

全健康零疾病學理篇

學理一：解決病因方能健康

從2000年8月末起，我就開始研究各種自然醫學療法，發現至少有數十種甚至上百種，項目如此分歧，要如何整合？

於是用刪去法，將市面上已經有很多人在操作的先刪去，接著把近年西方人士發展出來的運動技巧也統統刪去（因為個人認為那是耗氧運動，根本就是錯的）。最後發現Nutraceutical（營養醫學）、Orthomolecular Medicine（分子矯正醫學）、Clinical Nutrition Therapy（臨床營養治療）這幾種似乎在台灣沒有多少人研究與推廣，而且深具學理，於是就朝這些主題開始研究。

經過四年有了不少心得，便於2004年發起成立〈中華自然醫學教育學會〉，擔任理事長，認識到不少台灣的西醫師們已體認到常規醫學（conventional medicine）[6] 的困境，他們知道醫院裡面用藥、手術、儀器操作等對抗式治病，根本無法根治慢性病。因此不少西醫師也開始探索自然醫學，這是一個很好的現象。

一、要健康一定要講究學理

想要不生病，必須先了解生病的原因，從病因下手改進，方有所成。

根據醫學研究，人體每日需要最少四十六種以上的營養素[7] 才能維持身體正常運作。所以「正確攝取營養素」是首要的先決條件。可

---

6 conventional medicine一般譯為「傳統醫學」，指的是目前醫院的治療方式，這個中文會與「東方傳統醫學」混淆，所以我多年來稱為「常規醫學」，conventional這個字本來就是常規、習用、慣例的意思。

惜很多人都以為每天已經吃了三餐，飲食又如此豐盛，想吃什麼都有，營養已經夠了，其實這就是導致不健康的基本原因之一。

事實上，大家都不知道每天攝取的營養素根本不夠每日消耗所需，原因在於現代人攝入的是「缺乏營養的加工食品」或是「營養不均衡的食品」。

有些人也知道每日應該補充一些營養品，但大家都缺乏選購營養品的正確知識，經常用「買零食」的心態買營養品，又喜歡聽親友街坊介紹的方式買營養品，或是聽電台廣播、看電視廣告，根本不知自己買來的營養品是什麼成分，也不知是否買對了。

我從2001年9月出版《我的腫瘤不見了》以後接觸無數病人，發現所有人幾乎都缺乏基本健康知識，這是由於各級學校從來沒有健康教育，才會導致人人不知所云的疾病叢生。

2001年初，有幸搜尋到得過諾貝爾化學獎與和平獎的美國化學教授包林博士（Linus Pauling）在上世紀六〇年代就說過：「你可以追溯任何疾病、任何症狀及任何病痛，都起因於礦物質缺乏。」[8]

哈馬克博士（John D. Hamaker）與威伯博士（Donald A. Weaver）在《文明的生存》一書中也指出：「酵素需要的多種元素已從土壤中消失，人體很多功能必然衰退，因此營養不足已成為多數人的疾病。」[9]

以上都道出現代人疾病叢生的原因就是「礦物質缺乏與營養不足」，然而台灣的醫學界和營養學界從來沒有告訴大家這個真相，反

---

7 和生命有關的四十六種營養素包括：八種人體不能自行合成的胺基酸（色胺酸、蘇胺酸、白胺酸、異白胺酸、結胺酸、賴胺酸、苯丙胺酸、蛋胺酸）、十八種維生素（A,C,D,E,H,K,B_1,B_2,B_3,B_5,B_6,B_{12},B_{15},B_{17},葉酸,膽鹼,類黃酮,亞油酸）、二十種礦物質（鈣,鉀,鈉,鎂,鐵,銅,鉻,錳,鋅,鉬,鈷,硒,硼,碘,硫,磷,矽,氟,溴,氯）。

8 http://beforeitsnews.com/alternative/2012/08/you-can-trace-every-sickness-everydisease-and-every-ailment-to-a-mineral-deficiency-linus-pauling-ph-d-twice-nobel-laureate-2446840.html

而經常聽到他們說「營養過剩」這種完全相反的認知。

二、坦然思考現行醫療問題的醫師

還好少數有良心的醫師也開始反省現代醫療自己的病症，並提出很多西方醫學背景問題。

最有名的是芝加哥大學醫學博士、擔任過美國醫學會主席的門德松醫師（Robert S. Mendelsohn）。他在四〇年代出版的暢銷書《一位醫學叛徒的自白（Confessions of a Medical Heretic）》早就指出西方醫學是「百年騙局」，引起了非常廣大的迴響。這本原文書在books網路書店有銷售，可惜沒有譯成中文[10]。

其後門德松醫師受邀擔任成立於1955年的「全國健康聯盟（National Health Federation）」[11] 會長，此組織是一個推廣輔助替代醫學的團體，認為常規西醫很不科學，是「披著科學外衣的迷信」。

他在書中的遣詞用字非常嚴重：

> 我並不是一個醫學叛徒。我曾經相信現代醫學。但我現在不再相信現代醫學。我相信現代醫學對疾病的治療很少有效，而且它們往往比在治療的疾病更危險。

---

9 原文句子是As the various elements required by enzymes disappear from the soil, various body functions must inevitably fail, so that diseases of malnutrition become the norm rather than the exception.

10 門德松醫學博士，曾任美國醫學研究所研究員、知名大醫院院長、醫學院教授、伊利諾州醫師執照局局長、美國醫學會主席。地位非常高，是一位意見領袖。大家只要在網頁搜尋其英文或中文譯名，即有非常多的報導文章。所以《一位醫學叛徒的自白》能不斷再版，長銷七十年，一定有其原因。

11 http://www.thenhf.com，他們在保護個人使用膳食補充劑和替代療法的權利，希望沒有政府的限制，他們也說疫苗是危險的。當然醫學界對此聯合會大為批判。

我相信超過百分之九十的現代醫學可能會從地球上消失。對我們健康的影響將是直接和有益的。

現代醫學既不是一門藝術，也不是一門科學。這是一種宗教。

他認為整個現代醫學體系更是一個充滿科學迷信的「大邪教」，其中的醫生是牧師，各種治療程序和儀式是聖禮，醫院是末日神殿。

他還有另一部精彩著作《對醫學的異議：九位醫師如是說（Dissent in Medicine: Nine Doctors Speak Out）》，書中接受採訪的九位醫生，共同揭露美國醫療保健系統的真相，並指出大家都是把頭埋在沙中，不去了解醫療真相，還在無知中覺得很幸福快樂。[12]

三、為何醫療越發達，病人越多？

2000年我得的是非何杰金氏鼻腔淋巴癌，現就以癌症主題為例說明。

衛福部每年都會公布年度癌症統計報告，都經常看到這樣的句子：「平均每x分鐘就有一個人罹癌，每天新增的癌症病患約有xxx人。」而且每年都會公布十大死因的排行，除了「意外」及「自殺」二項以外，其它都是慢性病。

數十年來，癌症始終高居台灣十大死因第一位。不少醫療單位及醫師都在勤於做癌症預防的宣導，經常告訴我們致癌的因素，例如飲食及不良的生活因素、遺傳、病毒、輻射線及其它的原因，並有高達70~75%認為都是因為飲食及不良生活習慣導致癌症，遺傳因素只占10%左右。

政府也告訴我們：「癌症發生率增加主要與生活型態改變與飲食

---

12 http://www.amazon.com/Dissent-Medicine-Nine-Doctors-Speak/dp/0809252651/ref=pd_sim_14_3?ie=UTF8&refRID=06SNS7AWTCV9WGDRZPW1

西化有關，尤其現代人偏好高熱量、高脂肪、低纖維的飲食，使得乳癌、大腸癌等癌症發生率增加。如果人民能夠配合運動加上調整飲食習慣，多吃蔬果等高纖維的食物，就能避免癌症的發生。」

我們也可以在醫院的傳單，或是健康醫療網站的資料上看到類似如下的文字：「在日常生活中，要多注意飲食習慣，多吃蔬菜水果，對於一些可能會致癌的食物如燒烤、油炸的食品，都要盡量避免。」可是我們也看到很多勤於運動、多吃高纖維食物、不吃燒烤油炸食品的人，仍然罹患癌症。

醫療部門都會告訴大家：「乳癌要有計畫的搭配乳房自我檢查、醫師詳細乳房觸診、乳房攝影三個項目，可早期查出九成以上乳癌。」但是這些做法只是提早看看有沒有長腫瘤而已，並非教導女性朋友如何避免罹患乳癌。

又如肺癌，政府宣導說：「四十歲以上者每年接受胸部X光檢查，肺癌的發生與吸菸、空氣污染密切相關，老菸槍或工作上需要吸入大量灰塵者，必須每年篩檢兩次。吸菸者應定期做咳痰檢測，點蚊香或神香時應讓室內空氣流通，切勿在睡覺時點燃。」但我們還是看到不少從來不抽菸，工作場所也不會有大量吸入灰塵的工廠員工，仍然罹患肺癌。

以上所有防癌文宣都只是提醒大家而已，從來沒有告訴大家如何避免罹患癌症，如何免於疾病，而不只是提早檢查而已。

所以我提出「要補身體，先補腦袋」這八字真言，意思就是「想要身體健康，先補健康知識」。

《康健雜誌》曾經以《全民瘋保健食品！如何聰明買，正確吃？──聰明選購保健食品大調查》為封面主題，調查發現：「不分男女老少全民瘋保健食品，不看標示、產地、認證，聽人家說這不錯，就掏錢，買保健食品像買零食；知道食品與藥品有交互作用的人，不到一成。」[13]

大家看看「買保健食品像買零食」這一句，是不是確實如此？令人唏噓呀！

大家應該思考，現代文明病這麼多，一定是某些地方出了問題！《大方廣佛華嚴經·卷第十一·入不思議解脫境界普賢行願品》也說：「菩薩若欲治諸病者，先當審觀諸病因起。」早就告訴人類，要想治癒疾病，必須先「審觀諸病因起」，也就是「了解病因」。

可惜的是現代醫療只會做抑制病症的治標，從來沒有探討疾病原因的治本，所以西醫對慢性病永遠治不好，其來有自呀！

以下就為大家探討疾病的各種成因，並提出有效的解決方法，帶領大家邁向健康。

四、病因一：水污染與喝錯水

生命生存三要素的「水」占人體70%左右。如果缺水七天，身體失去20%的水，就會活活渴死，可見其重要性。

聯合國世界環境日（UNED）曾以《水：二十億人口為水而死（Water: Two Billion People are Dying for It.）》為題發出聲明：「全球開發中的國家發生的所有疾病與死亡，有80%與水質有關，平均每八秒鐘有一名兒童死於與水源有關的疾病」，又說「現在全球許多地區面臨水源匱乏，又是因為氣候變化、環境污染、水資源浪費所致」。[14]

大家都知道要喝好水，也不放心加氟的自來水，因此很多家庭都會裝淨水機，然而卻沒有選購正確淨水機的常識，裝錯的情形相當普遍，嚴重影響人民的健康。

很多人在家裡裝逆滲透（RO）水機[15]，此種水和蒸餾水都是純

---

13 《康健雜誌138期》http://www.commonhealth.com.tw/magazine/magazine. action?id=216

14 www.unep.org/newscentre/multimedia/default.asp?ct=photos&gal=wed03_ water

15 大陸名詞是「反滲透水」

水，它的研發本來是科技應用，如海水淡化、洗腎血液透析用水、實驗室高純水等，利用高科技滲透原理，有效去除99％水中總固體溶解質，所以不含任何礦物質，包括人體需要的鈣、鉀和鎂統統不見了，長期飲用會對人體造成血管疾病、心臟病、骨質疏鬆症。因此並不適合做爲人體日常飲用水。

所以「喝錯水」是疾病發生原因之一，在「第二部心法篇」裡會有詳細解說，並提供正確解決之道。

五、病因二：空氣污染

世界衛生組織早在2006年10月5日就發出警告空氣污染問題，並敦促各國政府嚴格管制空氣污染，改善空氣品質，以保障人民的健康。因爲全球調查顯示，世界各城市的空氣污染每年造成兩百多萬人過早死亡。[16]

由此可知「空氣污染」也是造成疾病叢生的原因之一，也是無法避免的環境危害。但是，大家只會在空氣不佳時戴上口罩，難道沒有辦法讓自己呼吸到優質的氧氣嗎？

我在2000年就知道腫瘤細胞怕氧氣，所以也都有食用能增加血液氧氣含量的如輔酵素Q10、紅景天之類的營養品。同時多年來也很重視市面上有關氧氣機的產品消息，市面上也出版有不少談論有氧與補氧方面的書，可惜一直沒有我滿意的產品。

直到2022年初，在台中一位認識已久的企業家處，看到一款體積不大的氧氣機，使用德國專利富氧膜，在台灣製造，能100％過濾空氣中的PM2.5與PM1.0，價格尚可，便買一台回家吸氧。原本不敢使用太長時間，後來那位企業家朋友說一次可以吸上四小時。也有一些對自然醫學有興趣的西醫師也在推崇氧氣機，可見有其道理。

從國外大量研究報告也得知，「氧氣治療」可以改善阿茲海默症

---

16 http://www.who.int/mediacentre/news/releases/2006/pr52/en/

的危險因素和臨床症狀，包括神經炎症、神經元凋亡、神經營養因子、線粒體功能、腦血容量、線粒體功能和蛋白質合成等。對輕度至中度抑鬱症也有幫助。因為，體內氧氣充足是減少疾病、保持健康的做法之一。

六、病因三：營養不足

大家都以為現在飲食太豐富，理所當然認為營養過剩。可是多年來我都在疑惑何以大家會這麼認為，後來終於找到問題所在，原因是不少醫藥方面專家學者把「熱量過剩」當作「營養過剩」，產生誤導。

例如，台灣前疾病管制局長、成大醫院副院長蘇益仁醫師說：「上個世紀，人類面對的是營養不良與感染問題；到了這個世紀，人類最大的健康問題已經是因營養過剩引發的代謝症候群。」

我認為蘇教授的觀點也有誤，「因營養過剩引發的代謝症候群」只是指會造成肥胖的脂肪與糖類過剩，而重要的「維生素」與「礦物質」的缺乏，才是引發代謝症候群的元凶，例如礦物質鉻缺乏會導致胰島素分泌減少引發糖尿病、血液缺鐵會造成貧血、骨骼缺鈣會導至骨質疏鬆等。

又看到大陸學者曲黎敏教授在她的《從頭到腳說健康》書中說：「現在的很多疑難雜症，都和營養過剩和不注意鍛煉身體有關。我們吃的高營養食物過多。……假如吃飽了不運動，天天坐著胡思亂想、生悶氣，就算營養到了肌肉也沒有用，而且無形中還增加了脾的工作量。……營養過剩是導致現在大多疑難雜症的一大原因。」[17]

我認為曲教授有很大的誤區，「我們吃的高營養食物過多」這一句不正確，事實上現代食物是化學添加物太多、農藥沒有除乾淨、沒營養的加工食品太多，所謂「高營養」的安全食物根本找不到，而且

---

[17] http://health.udn.com/health/story/6034/345931

每天攝取過多的是「熱量（大陸用「能量」）」，這又不是人體最需要的營養素。

以上二位都把「熱量（能量energy）」當成「營養（nutrition）」，也導致大家經常看到營養師們在談及健康問題時，只會計算多少大卡，不會提到其它更重要的維生素與礦物質的缺乏。

《台灣糧倉》網站上說：「衛生局不久前公佈了『老年人健康狀況及評價指標體系』，其中高血脂、高血壓、血糖異常、心電圖異常和骨質疏鬆等五大類疾病困擾老年人的健康。對於高血脂、高血壓、骨質疏鬆等疾病，醫生認為喜歡高油脂類食物、營養過剩引起的肥胖、食物低鈣化是主因，吃得太好太精反而不利於健康。」[18]

這一段文字指出五大類疾病是「喜歡高油脂類食物、營養過剩引起的肥胖、食物低鈣化是主因」。

其中「喜歡高油脂類食物」當然是肥胖主因。而「營養過剩引起的肥胖」也同樣犯了把「脂肪」當作唯一營養素的錯誤，因為大量攝取「維生素」與「礦物質」並不會造成肥胖，只有脂肪才會造成肥胖。

「食物低鈣化」就是指礦物質鈣的缺乏，目前的食品不只是低鈣，而是鐵、鎂、硒、鍺等各種礦物質含量都很低，導致各種疾病。

由上面多項引述就可以看出，營養學界與醫學界所謂「營養過剩」，只是指「熱量過剩」而已，完全忽略營養學六大營養素中的「維生素、礦物質」嚴重攝取不足，「水、蛋白質、醣類、脂肪」攝取錯誤，這才是導致非肥胖症慢性疾病叢生的真正原因。2007年，在為中國生物醫學博士曾志峰的《醫生向左、病人向右》一書台灣版寫序，閱稿時發現書中所談的與我的論點完全一致。曾博士說：

> 經由病理報告的研究得出了疾病久治不癒的根源之一是營養不足，所謂的營養不足是指提供基因正確運作的養分不足。

---

18 http://www.granary.tw/shop/article-342-專家%3A警惕老年人營養過剩+兒女回家多送五穀雜糧.html

你的身體爲什麼會營養不足？在物質極爲豐富的今天，身體居然還會得不到恢復健康的足夠營養，聽起來好像是個笑話。因爲我們並沒有眞正明白我們的身體到底需要什麼。

一般人並沒有足夠的知識，對該吃什麼如何吃，以及應該避免去吃些什麼都茫然不知所措。所以，營養不足也是疾病叢生的原因之一。[19]

被譽爲二十世紀傑出科學巨匠的美國威廉斯博士（Dr. Roger Williams）在他的報告中也指出：「身體的細胞會由於兩種原因死亡，其一因爲得不到細胞所需要的東西，其二它們被細胞所不需要的東西給毒害了。」[20]

以上都道出疾病久治不癒的眞正原因是「營養不足、毒素太多」，這也是我在2001年9月出版《我的腫瘤不見了》時，早就用很大的篇幅提出的觀念，也是二十年來也一直在提倡的基本觀念。

七、各種研究已證明營養不足導致疾病

從2001年起，我就訂閱國外健康醫療網站的資訊[21]，經常收到國外最新的研究報告，在此就將二十多年來在自己出版的健康書籍中提過的一些國外官方文件資料重新列出，證明了「疾病原因之一是營養不足」，尤其是「維生素與礦物質」的不足更是疾病主因。

---

19 《醫生向左，病人向右》，http://www.books.com.tw/products/0010387723，樂天文化出版

20 羅傑威廉姆斯博士是命名葉酸、發現泛酸的科學家，也是美國國家科學院院士和美國化學學會主席。

21 如www.naturalnews.com，www.wddty.com，www.biomedcentral.com

2003年世衛組織、美國農業部、中國農業部的調查報告：

1、世界人口劇增，糧食供應日益短缺，工業化生產造成的污染與土地過度開發，使土壤嚴重貧瘠，缺乏所需的二十六種礦物質與微量元素。

2、全美90%以上的人缺乏礦物質與微量元素，嚴重影響身體健康，其他地區也有同樣情況。

根據統計，美國只有4%的醫學院把營養課程當作必修課目，再加上醫學界自二戰後被現行的西方治療的思考模式支配，認為疾病是細菌病毒引起的，因而產生對抗醫學觀念，訓練出沒有營養知識的醫生。

而且高達25%－50%的醫院供應住院病人的飲食，在營養治療學上是錯的，因此慢性疾病沒有治好或延遲治療的例子非常多，因為「現代慢性病其實就是細胞代謝異常的疾病，與細菌入侵等問題無關」。

2003年美國FDA、WHO綜合研究報告：[22]

1、無論食用多少穀類、牛奶、雞蛋、蔬菜、水果等，都無法供給人體所需的全部營養以及八種必需胺基酸。人體本身無法自行製造維生素、礦物質和必需胺基酸，需要補充。

2、全球99%的人口攝取礦物質都不足。人體所需的礦物質約有七十八種，一般人無法攝取這麼多。

3、無人能夠100%攝取十種每日營養攝取量所建議的營養成分。

4、有40%的人攝取水果不足，20%的人攝取蔬菜不足，體內嚴重缺乏纖維質、維生素、礦物質。

5、食用的白米、白麵製品已有65-85%的鎂、鉻、錳、鋅等礦物質及維生素A、B、E等遭到破壞流失。

---

22 https://www.facebook.com/note.php?note_id=241761842531515

6、冰凍肉類會使50-90%的維生素B群遭到破壞流失。

7、有70%的慢性疾病和重大死因都是由於營養不足所致。

以上七點已經道盡疾病原因：「每天無論吃多少食物，都沒有辦法獲得需要的營養素」，這是一個非常重要的警訊，因為所有食物的營養素都已經不足了，每天再怎麼吃，也不夠身體所需。而最重要的是第七條：「有70%的慢性疾病和重大死因，都是由於營養不足所致」。

因此，把脂肪（熱量）攝取過多當作營養過剩，此種簡化的說法誤導大家。所以想要健康就必須加強補充「正確的營養素（礦物質、維生素）」。

1989年第六屆國際微量元素研討會：[23]

研討會發表論文指出，「在生化、營養及醫學相互配合下，歐美學術界開始瞭解如果人體長期缺乏微量礦物元素，就會導致各種疾病如貧血、生育及發育遲緩、免疫機能不足、抵抗力差、身體老化、體弱多病、基因突變、皮膚病變、平衡干擾或失調、免疫功能失調、致癌機率提高、心臟血管疾病、精神系統異常、先天性異常（包括畸形胎）、孟凱氏症肌肉無力、葡萄糖代謝異常、生殖系統之病變」。

這些現行常規西醫學無法克服的各種疾病，全都是「長期缺乏微量礦物元素」，因此要矯正這些疾病，就必須大量補充所缺的礦物質。

1988年美國參議員Cooper在美國國會的《軍醫報告》：[24]

1、美國前十大死因與退化性疾病有關。

---

[23] http://www.worldcat.org/title/6th-international-trace-element-symposium/oclc/35494847

2、美國有94%的人死亡，可以直接與因「營養缺乏所引發的退化性疾病」有關。

1977年2月美國參議院營養問題委員會《麥高文報告》：[25]

1、美國一百年間，飲食內容發生巨大變化。患癌症、血管疾病、心臟病等慢性病人增加的原因，就是因為人們的飲食出現了錯誤。如果不儘快糾正錯誤的飲食問題，一個國家會因慢性病的劇增而衰敗。
2、成人病與慢性病，無法靠醫藥或手術來治療。犯罪、家庭暴力、校內暴力的部分原因在於食物。

1936年美國參議院264號檔案74次代表大會國會諮文《礦物元素的重要》：[26]

生病的土壤意味著生病的植物、生病的動物及人類。人類生理、心理與道德的健康，取決於食物是否能夠提供足夠且適當比例的礦物質。

然而大眾缺乏廣泛認知，維他命掌控人體內礦物質的使用，若是缺少礦物質，維他命又將無法發揮功能。缺少維他命，生物系統尚能運用礦物質，但是缺少礦物質，維他命就沒有作用。

一個生理機能正常的身體，除了需攝取維生素、澱粉、蛋白質、醣類外，也極需要礦物質的供給才行。

依實驗室的檢驗結果顯示，若依目前我們所自行購買的水果、蔬

---

24 https://cooper.house.gov/

25 http://en.wikipedia.org/wiki/George_McGovern

26 http://www.healthymoneyvine.com/support-files/Senate_Document_264_74th_Congress.pdf

菜、穀物、蛋品、牛奶等食品，食物中的天然礦物質因土地大量生產、濫用農藥導致地力消失，使得植物無法攝取完整的礦物質；動物因餵食人工飼料，使得肉品攝取的礦物質更少。

由以上各項研究文獻可以知道「營養過剩」這句話是錯誤的。大家必須用「心」認知，因此要免除疾病的威脅事實上很簡單，只有做到下面二項即可：

一、去邪（排除體內毒素）：

設法飲用優質能量水，以及有排毒功效的天然營養素，來排除累積體內過多的各種化學毒素、農藥、肥料、抗生素、塑化劑、生長激素等。

二、扶正（補足正確營養）：

沒病的人至少要攝取官方訂定的每日營養攝取標準量。生病的人當然要攝取更多的「個人化」配方的天然營養素。

《周禮天官》記載西周的醫師分為：「食醫、疾醫、瘍醫、獸醫」四類。食醫即「飲食醫師」，可見古先賢智慧早就知道要避免疾病，首先必須從飲食營養攝取做起。

事實上，美國康乃爾大學的自然醫學中心，二十多年前就在提倡「營養治療（Nutritional Therapy）」，主任卡凡諾博士（D. W. Cavanaugh）說：「礦物質和微量元素是最常被忽略的研究主題，令人非常感到好奇的是，礦物質與微量元素是建構生命的主要部份。經過沖蝕及拙劣的耕種技術，土壤幾乎耗盡了這些活性元素。」[27]

美國聖路易華盛頓大學也提出：「惡性營養不良通常不只是缺乏食物造成的，因而僅靠補充食物可能無法將之治愈。」[28]

「營養治療」已經開始受到重視，英國已有「不列顛應用營養學與營養治療學會（British Association for Applied Nutrition and Nutritional Therapy）」[29]，美國也有「營養治療學會（Nutritional

---

[27] http://www.tcfnm.com/nutrition.html

[28] http://m.cn.nytstyle.com/health/20130206/c06malnutrition/zh-hant/

Therapy Association）」[30] 及「營養治療學院（Nutrition Therapy Institute）」[31]，因此由營養不足導致70%的重大死因，絕對可以運用營養治療來回復健康。

八、過時的營養攝取標準使人營養不足

《中國時報》曾經報導營養學界對於營養攝取標準提出質疑，表示上世紀80年代訂定的老掉牙營養觀念早該丟棄，根本不適合現代社會飲食標準。他們說：

> 國人飲食指南要大翻修。目前衛福部訂定的每日飲食指南，竟然近二十年未更新！營養學界認為，老掉牙營養觀念早該丟棄……衛福部營養健康狀況調查發現，臺灣民眾從小學生到老年人，普遍欠缺多種保護性維生素與礦物質，例如B1、B2、B6、葉酸、B12、鉀、鈣、鎂。中老年人的飲食品質優於青少年，許多人蔬菜、水果、乳品、全穀類攝取量偏低，普遍有鈣攝取不足、肥胖，熱量過剩及營養不均現象。[32]

接受衛福部委託修訂飲食指南的台灣營養學會理事長、台大生物技術系主任黃青真博士也表示，舊的飲食指南是民國80年訂定的，至今人民經濟與營養條件、健康狀況已有很大變化，營養需求應配合時代大翻修。

衛福部做的營養健康狀況調查也發現，台灣民眾從小學生到老年人，普遍欠缺多種保護性維生素與礦物質，因此邀集學者、專家歷經兩年的討論，並參考美國、日本、中國大陸的資料及相關研究報告，

---

29 http://bant.org.uk/

30 http://nutritionaltherapy.com/

31 https://ntischool.com/programs/nutrition-therapy-program/

32 http://www.tcoc.org.tw/articles/20090331-2a0389b5

也依據第三次國民營養調查的數據，修訂調整「國人每日營養素建議攝取量」。

衛福部於2002年頒布新的營養攝取量公告文中提到：「以鈣質為例，成人原來建議量為600毫克，此次修訂時以足夠攝取量來表示，成人每天為1000毫克，而上限攝取量為2500毫克。」

在此次公告的《國人膳食營養素參考攝取量定版》中，有一句最重要的句子必須特別提出，讓大家深入思考：「以往訂定營養素建議量時，係以避免因缺乏營養素而產生疾病之方向考量，此次則『將預防慢性疾病發生之因素』亦列入考量。」[33]

很清楚告訴我們，以往營養攝取標準只是「避免日常飲食營養缺乏」而已，此次提高膳食營養攝取量標準，是在「將預防慢性疾病發生之因素列入考量」，也就是說，要攝取更多的營養量，方能預防慢性疾病的發生。

例如，維生素C從舊的每日60毫克提高為100毫克，意指每天吃60毫克只是避免維C缺乏，新標準意指每天吃100毫克才能預防缺乏維C產生的疾病。

那麼就要問：「如果已經因缺乏維生素而生病，是不是要吃更多？」沒有錯，因為100毫克的標準只是「預防慢性疾病發生」的每日最低需求量，若是已經生病了，表示這個量也不夠了，當然要攝取更多的營養方能克服疾病。

但是很奇怪，不知怎麼回事，幾乎所有人——連營養師醫師也都把「預防慢性疾病發生」的「每日（最低）需求量100毫克」當作最高量，因此導致一般人經常會問：「會不會吃過量？」事實上衛福部訂定的維生素C上限量是1000毫克，所以根本不會有過量的疑慮。

再談礦物質鈣，新標準是成人每天1000毫克，上限量為2500毫克，但根據國民營養調查發現，19~64歲平均男女鈣的攝取量分別為611毫克與563毫克，僅達到每天鈣質建議量的50~70%而已[34]，也就

---

33 衛生福利部網站http://www.fda.gov.tw/content.aspx?site_content_sn=285

是說台灣人每天平均不足約40~50%的鈣，在長期缺鈣將近一半的情況下，當然造成骨質疏鬆，身體機能下降，衍生多種疾病。

九、現代人又多了耗盡症候群

現代人似乎常常覺得身體疲倦、內心疲乏、對生活無力感、整天精神不濟，或是容易生氣。從一般營養學的角度來看，這就是壓力大加上營養不足所造成的現代人「耗盡症候群」現象，如果不加正視，盡速改善，就很容易成為罹患憂鬱症的高危險群。

《歐洲癌症預防雜誌》曾經調查提到，「胃癌前期徵候的人血漿維生素C遠低於正常人。129位中有38%在實驗中血漿的維生素C低於檢出值」。[35] 這也就是說要避免胃癌，平時就要多吃維生素C。

《國際維生素與營養研究期刊》曾經調查756位66-103歲的志願者，接受一項血液中維生素及微量元素的測試，報告指出：「年長者必須補充維生素……幾乎所有維生素及微量元素的血中含量都與年齡成反比，年紀越大含量愈少，而且大部分的受測者都缺乏維生素C、硒、及鋅。」[36]

這些都是學術案例，讓我們得到一個很簡單又重要的結論：人類目前無法從三餐獲得足夠的營養量，要健康長壽絕對要額外攝取足夠的維生素與礦物質。年長者更是嚴重缺乏。

但是很遺憾，幾乎所有人都不知如何做到攝取足夠與正確的營養，這本書就是在提供深厚學理的做法。

---

34 常春月刊350期，http://www.ttv.com.tw/lohas/green16157.htm

35 http://journals.lww.com/eurjcancerprev/Abstract/1992/02000/Vitamin_supplement_use_in_a_hospital_based.6.aspx

36 http://www.hogrefe.ch/index.php/international-journal-for-vitamin-and-nutrition-research.html/

十、長期吃西藥也會造成營養不良

大家比較不知道，經常吃藥的人也會造成營養不良。

台北馬偕醫院營養醫學中心的資料顯示，長期服用藥物造成營養不良的現象，原因包括：食欲的抑制或改變味覺與嗅覺而減少食物的攝取；影響胃腸的蠕動或與食物競爭吸收部位，而導致小腸的吸收不良；影響維生素的合成與消耗。[37]

台大醫院臨床醫師、護理師、營養師共同編著的《胃癌術後營養照護全書：快速復原三元素——營養促進・微創手術・身心平衡》一書指出，根據臺大醫院陳維昭教授發表的台灣住院患者的營養研究報告指出，在總數373名住院病人中（209位患者接受外科治療，105位接受內科治療，59位患者來自耳鼻喉科），從檢驗數值判定為營養不良者有30%個病例，從體位測量判定的有35%至68%患者。也就是說，在平均兩個住院患者中就有一個罹患營養不良症。[38]

由這些研究可以看出，有超過半數以上的病人都有營養不良的狀況，而營養不良導致治療效果降低，癒後情況較差，甚至因營養不良產生併發症而死亡的機率極高。

美國《營養（Nutrition）》期刊指出，有「四成以上的癌症病人是死於營養不良，而非癌症本身」[39]。

癌症病患體內的腫瘤會分泌細胞激素，利於腫瘤生長，造成病患食欲不振、虛弱、疲倦、骨瘦如材等症狀。而在病患接受治療的過程中，也可能因為化療造成噁心、嘔吐、食量減少，或因為放療導致口腔破皮而無法進食，進而產生營養不良的問題。

所以，癌症治療過程中必須要攝取更多的營養素。然而不知從何

---

37 http://www.mmh.org.tw/nutrition/index.html

38 http://www.books.com.tw/products/0010559414

39 https://www.nutrition.org/search/?query=More+than+40+percent+of+cancer+patients+die+of+malnutrition&sa.x=17&sa.y=6

時候開始，很多人都認爲罹患癌症就不能吃肉類，要改吃清淡，或改吃素食、生機飲食，或是採取飢餓療法。

此種飲食誤區大約在十年前流行過一陣子，卻是使得病人面有菜色、更加營養不良、免疫力下降而加速死亡。期望有緣看到本書的病人別再被誤導了。

十一、病因四：毒素太多

早在二十年前，美國FDA與WHO的研究報告就指出：「每人每年平均吃進十磅的農藥、殺蟲劑、化學劑等」[40]。十磅約爲四‧六公斤，這是相當嚇人的數量。大家想想，每年體內累積如此多的各種毒素，細胞天天浸在充滿毒素的微環境中，如何健康？

還不只這些，現代食品科技運用大量化工原料，來製作各種美味的加工食品，裡面添加政府核准的人工製劑，例如防腐劑、著色劑、調味劑、粘稠劑、乳化劑、香料等。所以大家都在不知不覺中攝入太多的化學添加劑。

美國俄亥俄州立大學病理學家夏瑪博士（Hari Sharma）演講時曾說：「疾病有80-90%是由於體內自由基過量所致。自由基會破壞細胞、擾亂蛋白質、脂肪、核酸的結構，造成DNA突變，引起慢性病、老化、癌症的發生，這已是不爭的事實。」[41]

因此，來自石油化學副產品的各式各樣添加劑加入日常食品之中，又加上自由基充斥，如此多的毒素天天污染我們的全身細胞，當然導致疾病叢生。

---

40 http://www.fda.gov/food/foodborneillnesscontaminants/pesticides/

41 http://www.mapi.com/ayurvedic-knowledge/books-and-music/interview-with-dr-hari-sharma.html

十二、生病主因：心靈與情緒

諾貝爾醫學獎得主布雷克本博士（Elizabeth H. Blackburn）指出：「人要活百歲，合理膳食占25%，其它占25%，而心理平衡的作用占到了50%！」[42] 證明「一切來自你的心」的重要。

很多外國研究也已經證明，現代人生活繁忙、工作壓力大、情緒起伏大、各種外界因素是造成疾病的「心理主因」。美國衛生部統計，有工作的人上醫院的原因，有70-90%跟壓力有關。美國壓力學會統計，全國每天有一百萬上班族因壓力而請假，每年損失約六十億美元。歐盟則統計出一半以上的員工請假，都是因爲壓力症候群。[43]

「壓力」是指任何對身心有害的事物，例如氣候不正常、工作過度、吃錯東西、睡眠不佳、過度熬夜、過度肥胖、空氣污染、水污染、菸酒、毒品等。

台灣中央健保局統計，「情緒性疾病」已列入台灣人二十大疾病之中。而最糟糕的是：「壓力過大時，會導致生活作息不正常，飲食習慣不正確，容易導致吃錯東西，進而導致消化不良、毒素累積、免疫功能降低，細菌病毒容易入侵，人自然就會生病了」。[44]

馬修林（Matthew Linn）與丹尼斯林（Dennis Linn）合著的《治癒生命的創傷：圓滿走過寬恕，心靈不再痛苦》書中說：「壓力環境引發的憤怒與罪惡感，不僅會啓動戰或逃的機制，也會造成許多生理反應。如果我們一直將憤怒與罪惡感置之不理，遲早會導致高血壓及其他疾病。」[45]

---

42 http://profiles.ucsf.edu/elizabeth.blackburn，分子生物學家，現任加州大學舊金山分校生物化學與生物物理學系教授。是端粒和端粒酶研究領域的先驅，因在該領域的貢獻而與其他二人一起獲得2009年諾貝爾醫學獎。

43 http://www.marieclaire.com.tw/yourlife/sex/view/14857

44 http://i-nature.uho.com.tw/articles2/2/321.html#.VWM-6k-qqkq

45 http://i-nature.uho.com.tw/articles1/0/322.html#.VWNAz0-qqkq

現代醫學也發現，65%-90%的疾病與心理的壓抑有關[46]。近年心理學界才知曉「意念」會影響事物或別人的意志。證明了「心想事成」、「精誠所至，金石為開」、「心誠則靈」等等都是意念發揮的作用，一點都不神秘。

我自己也常運用念力來做一些事，譬如感覺到有感冒跡象的時候，趕快靜坐下來，在腦子裡集中思維想著「消除感冒」四個字，一直默唸，唸到睡著了也沒關係，當你一頓醒過來時，會覺得感冒跡象消除了，這樣的情況我自己也使用多次。

這證明意念與我們的健康有關，意念是從大腦發出的，大家知道大腦裡面有「腦下垂體」與「松果腺」，這二個小東西是大腦中樞裡的中樞，是我們生命的掌控者。

「意念」就是打開松果腺接收宇宙能量的方法。「能量」又可分為「生理能量」和「宇宙能量」兩種。生理能量弱，宇宙能量可以補充之，使身體健康起來。許多人都知道靜心冥想的好處，可以去除疾病，保持健康，增進智慧，這就是心靈治療。

所以，負面情緒會造成疾病，希望所有人必須有此認知，改變自己的心態，朝向正面、積極、快樂，方能健康。

心病要用心藥醫，任何醫師都沒有辦法治療。想要完全克服疾病回復健康，最好的方法是病人必須自己有堅強的正面意念。然而一般人得了癌症，通常的反應是開始失意、悲觀、絕望、懊惱，失去生活的樂趣，也失去奮鬥的目標，於是很快就離開人世。

大家要有一個觀念，將「身」交給醫生去治療，但「心」的治療就不是靠別人，而是要靠自己。要不要健康，也是由自己的心決定的。

---

[46] http://mp.weixin.qq.com/s?__biz=MzA3MDQ3MDU3Mg==&mid=208042833&idx=8&sn=c2990f8fd00d9e7b4e72ab078820f869&scene=5#rd

十三、《黃帝內經》早說疾病源自心識

西方關於心理情緒影響身體健康的理論是這些年才有的，然而數千年前的傳統中華醫學，早已將「喜怒憂思悲恐驚」的情志變化稱為「七情」，早就道出心理情緒與疾病的關係。

戰國時期政治家管仲早就說過：「善氣迎人，親如兄弟。惡氣迎人，害於戈兵。」也早就說明人與人之間的相處關係，得到的反應如同在山谷間呼喊發出「你善」，回聲則「善善善善……」，「你惡」，回聲則「惡惡惡惡……」。有些人的人際關係很差，完全是因為他們處處與人不善，這樣的人想要在社會中成功，完全不可能。

《黃帝內經》早就說明了人的情緒與心理狀況會導致身體疾病：「百病生於氣也。怒則氣上，喜則氣緩，悲則氣結，驚則氣亂，勞則氣耗。怒傷肝，悲勝怒。思傷脾、怒勝思。恐傷腎，思勝悲。喜傷心，恐勝喜。憂傷肺，喜勝憂。」

所以哪怕是一個微笑、一聲讚美、一個尊重、一個禮讓、待人隨和、寬心包容、體諒他人、幫助弱者等，唾液中的免疫球蛋白濃度就會增加，這種抗體能增強人的免疫系統，身體自然健康。

所以必須記住：只有愉悅的心情，才是人生終極的追求！「一切來自你的心」！

十四、古書中最精彩的病因解析

《道藏精華》第四集中有明朝葆眞子與元同子二人撰的《貫通三教養眞集》[47]，第六節談「病」，當我看到這一篇時，嘆為觀止，認為這是古今中外論病因的最精彩最正確的說法：（括弧內是我的白話譯文）

病何由而生也？皆因妄想而生煩惱，煩惱既生，則內傷其心，

---

[47] http://taoismdata.org/sadk/intro19001.htm

心傷則不能養脾，故不嗜食。

（病是何原因而生的呢？都是因為妄想而產生煩惱，既有了煩惱，便會內傷到心，心受傷就不能養脾，所以食慾不佳。）

脾虛則肺氣必虧，故至發咳，咳作則水氣竭絕，故木氣不充，髮焦筋痿，五臟傳遍而死矣。

（脾虛弱了則肺氣便會不足，導致咳嗽，咳嗽發作就導致水氣枯竭，所以木氣不充足，頭髮會乾燥，筋肉會萎縮，若是傳遍五臟就會死亡。）

人當妄想萌動之時，即疾病發生之時也。今人不察，必待疼痛著身，才為有病，而不知非一朝一夕之故，其所由來者漸矣。

（人在妄想初發的時候，就是疾病發生的時候，現在人們不了解，一定要等到身體感到疼痛，才認為生病了，而不知疾病不是一朝一夕發生的，是漸漸造成的。）

人之一身，外有六淫，風、寒、暑、濕、燥、火是也。內有七情，喜、怒、哀、樂、憂、恐、驚是也。

（人的身體，外有大自然六氣異常變化：風、寒、暑、濕、燥、火。內有自身七種情緒：喜、怒、哀、樂、憂、恐、驚。）

因七情而病者，為內傷而成不足之症。因六淫而病者，為外感而成有餘之病。不足宜補，有餘宜瀉。

（由七情發生的病，是因臟腑虛弱產生的不足之病。由六淫發生的病，是因外氣感應產生的多餘之病。所以虛弱的病要用補的方法，多餘的病要用瀉的方法。）

後天有形之血氣受傷而病者，藥石針灸可以治之。先天無形之精神內傷而病者，非反觀靜養不能愈也。

（後天有形的血氣受傷而產生的疾病，可用藥物針灸治療。先天無形的精神內傷產生的疾病，不反省靜養是不能治癒的。）

這一篇文字已經將病因及治療方法說得極為透徹，也顯示古代道家早就知道人的「心」會導致身體疾病。因此，必須先排除自己的

「心毒」，唯有改變不良的思維、心思、心靈，方能健康。

十五、邁向靈心身全健康的境界

現代醫療係以解剖屍體爲理論基礎發展出來的，認爲人體是由皮膚、肌肉、神經、血管、臟器、骨骼等器官組成，認爲人體之種種有機活動，都是生物化學運作的結果，認爲細菌與病毒是造成疾病的原因，所以研發藥物來治病，並以機械方法來處理疾病，或施以手術改變身體的運作功能。

但傳統中華醫學，認爲人體是一個複雜的小宇宙，不只具有物質結構的肉體，還有經絡與穴道，以及可供觀察的氣色，中醫習慣用「氣血」兩字來表達健康程度，換用現代語言，「氣」即無形的「能量」，「血」即有形的「物質」，「經絡」事實上是人體能量的活動與強弱的表現。

因此數千年傳統中華醫學已包括當今科學所言的「物質性肉體」和〈能量性生物場〉的觀念，這是西式醫學所不知的領域。

上個世紀分析著名心理學家榮格（Carl Jung）提出「集體未知意識（collective unconsciousness）」理論，可惜幾乎所有現代心理學家或哲學家都無法理解這個理念，也無法精確詮釋此名詞的眞意[48]。

我在2001年開始研究榮格的學說，兩年後出版《超心理生死學》[49]，即闡述榮格的理論是「人類集體未知的靈性層面」的存在，也就是現代科學所知的「宇宙信息場」的理論，若換用醫學觀念視之，即爲數千年來世界各古老民族傳統巫醫的「靈療」實證。

所以人類必須知道要從物質觀的現代對抗醫學邁向能夠眞正促進人類健康的自然健康科學，正是本書「靈心身合醫學」的內涵[50]：

---

48 http://www.carl-jung.net/collective_unconscious.html
49 《超心理生死學》，高雄：上宜出版社，2003.2

靈→神→psychic　　→天理層面（宇宙信息場）→　　　→天　→靈性醫學

心→氣→pneumatic →心理層面（念力場）　　→心　　　　→能量醫學

身→精→physical　 →生理層面（物質體）　　→物　　→人　→現代醫學

　　　　　　　　　　　　　　　　　　　　　　合　　合

　　　　　　　　　　　　　　　　　　　　　　一　　一

　　我認爲唯有將「（生物的）現代醫學、（物理的）能量醫學、（心靈的）靈性醫學」三者合一，從自然醫學邁向靈性醫學，做到心物合一與天人合一的境界，方能爲人類謀取健康幸福的未來。

---

50 作者論文《論建構東方特色之身心靈合一醫學》發表於2012年7月21日北京世界脊柱健康醫學學術大會。首度提出Trinity Medicine這個新創名詞，Trinity在西方社會指的是「天父、聖子、聖靈」三位一體，因此Trinity Medicine就是身心靈三位一體的醫學。

學理二：回歸自然方為正道

近年來很多人都在呼籲維護自然、海洋與地球。我們也嚴正認為人類必須回歸自然、尊重自然，方能繼續存活於地球上。人類生存要如此，醫療也必須如此，唯有回歸自然的醫療，方為健康正道。

一、從美國著名大學對癌症的研究談起

美國約翰霍普金斯大學醫學院曾經發表一篇對癌細胞的研究文獻，提出很多全新的理念，值得大家以此來深入思考。

1、每個人體內都有癌細胞，這些癌細胞在繁殖倍增至數十億個之前，一般檢查並無法察覺。當醫生告訴癌症病人，經過治療，在他們體內已經找不出癌細胞時，只意味一般檢驗無法發現癌細胞，因為癌細胞尚未達到能夠檢測出來的大小。

（醫師會在治療後告訴病人沒有腫瘤了，然後叮嚀定期回診，結果我們看到日後復發轉移的病人相當多，而且狀況更加嚴重。因為西醫的癌症治療都只是治標，沒有讓腫瘤不再復發或是轉移的治本方法。所以必須要有長期抑制腫瘤再增長的營養品，針對個人做食用建議，方能使癌細胞不致於有再度長大的機會。）

2、癌細胞在人的一生中大約成長六至十倍。

（所以不用擔心腫瘤，反而要擔心因化療及放療時大量破壞好細胞，導致各種副作用傷害人體，使免疫力極度下降，抵抗力下降，產生各種併發症而死亡。）

3、當人的免疫系統夠強就可以摧毀癌細胞，防止複製長大形成腫瘤。

（所以每天要攝取更多的、有效正確的營養素來獲得足夠的免疫力，最起碼要額外食用蛋白質胺基酸，光是只吃三餐絕對不夠。）

4、當一個人發生癌症，它代表著這人發生多樣的營養不足，這可能是由於遺傳、環境、飲食和生活方式所造成。

（直接寫出「營養不足」，正是本書強調的重點，光只照三餐吃，絕對攝取不到每天該有的基本營養素，反而攝入太多各種毒素。）

5、要克服多重營養不足，可由改變飲食和吃些營養劑來加強免疫系統。

（直接寫出要「吃些營養劑」才能加強免疫系統，不過，絕對不要食用一般市售化學合成的營養劑，應該選擇以天然植物萃取、具活性的天然營養品。可惜市面上符合這個條件的營養品很少，幾乎所有市售營養品都是化學的，一些號稱天然的也摻有添加物、色素等。）

6、化療能摧毀快速生長的癌細胞，但也摧毀了骨髓，胃腸道等等的健康細胞，並會引起肝臟、腎臟、心臟、肺臟等器官的損傷。

（所以被化療摧殘過的人身體一定會虛弱，容易在其他器官又長出腫瘤。臺灣的乳癌治療，醫師一律先切除乳房，說是一勞永逸，然後施以化療或放療。結果很多乳癌病人在一年後又在其他器官長出腫瘤，醫生說是轉移，其實不是這樣。美國早有研究指出，真正原因是當初化療時也損害到其它器官，日後其它器官受損的細胞逐漸長大，又慢慢變成腫瘤，不是轉移，而是化療摧殘器官的後遺症。）

7、放射治療能摧毀癌細胞，同時也灼傷、烙疤及損害健康的細胞、組織和器官。

（所以被放療摧殘過的人身體也比較虛弱，狀況和上一則一樣。因此治療之後一定要用有效正確的營養素來回復器官健

康，避免日後又變異成腫瘤。）

8、初期經由化療與放療處理，往往會縮小腫瘤的大小，但長期使用化療與放療，就不會產生更佳的消滅腫瘤的效果。

（所以經過多次化療或放療的病人，後來的治療效果會降低，醫生只好換更強的藥，最後會導致無藥可醫，無法控制腫瘤。反而使身體遭受更強藥物的摧殘，免疫力更低，死亡率提高。）

9、當身體有太多化療與放療產生的毒素負擔，免疫系統不是產生妥協，就是被摧毀，因此癌症病人會發生各種的感染和併發症。

（化療藥極毒，會在體內殘留並損害好細胞，如果沒能正確排毒，會摧毀免疫系統，導致很多癌症病人不是死於腫瘤，而是死於治療中的併發症。）

10、化療和放療可引起癌細胞變異，產生抗性，演變為難以摧毀。外科手術更會造成癌細胞擴散到其他部位。

（化療是用極毒的藥來殺腫瘤，結果是把病人折磨得更慘。放療後的劑量已經達到人體一生最大輻射容許量，無法持續再做放療。而手術時帶有腫瘤細胞的血水會流到附近的組織內，導致感染，變成日後腫瘤擴散，產生另外的癌症。）

11、一個有效戰勝癌症的方法是餓死癌細胞，不給它成長所需的養分。

（餓死癌細胞不是指曾經流行過的饑餓療法，而是減少攝取會讓癌細胞成長的食物。）

12、肉類蛋白質是難以消化的，需要耗費大量的消化酶來消化。未消化的肉類留在腸內，會產生毒素。

（所以癌症治療期間不要攝取太多肉類，適量即可，大約每日肉食占三餐的20%就好了，魚類可以多吃，雞肉與滷豬腳也可吃，牛肉少吃。但根本不用成為全素食者，或改吃

生機飲食。有很多病人就是被提倡生機飲食的人誤導，結果導致營養攝取不足，身體虛弱而離開人世。但在身體回復健康後，就必須攝取較大量的蛋白質。）

13、癌細胞壁有一個強硬的蛋白質膜，避免或少吃肉類，身體就能釋放更多的酶來攻擊癌細胞蛋白質壁，並會讓殺手細胞去摧毀癌細胞。

（有不少出家人及素食者也得腫瘤，或是有心臟病、糖尿病、關節炎等慢性疾病，他們也會來找過我，可見吃肉並非是癌症及疾病的唯一原因。）

14、有些營養補充劑可以建立較佳的免疫系統（如抗氧化劑、維生素、礦物質、Omega3,6,9脂肪酸等），變爲人體自身的殺手細胞去破壞癌細胞。另外的微量元素硒補充劑，或是如維生素E，能產生細胞自動凋零死亡（apotosis，或稱爲程序細胞死亡）。身體用健康的處理方法修補損壞的細胞，不至產生不想要的或不需要的細胞。

（所以本書一直強調額外攝取營養劑的重要性，在此又得到證明。大家應該攝取能夠讓腫瘤細胞自然凋零死亡的有機硒酵母、維生素E及強化細胞的有效營養素，這些就是細胞分子營養矯正醫學的利器，也是我多年採用來協助病人的學理與實踐方法，其中最重要的就是胺基酸、礦物質硒、微生素C、抗氧化劑、Omega脂肪酸。）

15、癌細胞在含氧量大的身體中難以存活。每天運動與深呼吸能幫助細胞獲得更多的氧氣，氧氣療法是破壞癌細胞的另一種方式。

（腫瘤細胞怕氧氣，體內氧氣越多，腫瘤就越萎縮。所以病人也要做些大吐納，像是氣功、甩手功、有氧運動等，可以增加體內含氧量。還有最直接的方法就是吞服純度達到99.6%的Q10、紅景天等，能促進血液氧氣利用率。不過一般市售的Q10純度大都不到99%以上，大約只有30%，或

者沒有標示，很難得到效果。）

16、癌症是一種身心靈的疾病，積極和正面的心靈有助於癌症病人戰勝它。愛生氣、不寬恕和痛苦會把身體推入一個處於壓力和酸性的環境。要學習保有一顆充滿愛和寬恕的心，學習放鬆和享受人生！

（「癌症是一種身心靈的疾病」正與本書論點一致。其實所有疾病都和身心靈息息相關，都是由心靈失衡引起的。因此罹患疾病正是個人心靈轉換的重要時期，才有康復的機會。）

能夠細讀以上約翰霍普金斯大學醫學院研究結論的人[51]，必定會有很大的心理震撼，一般人都認為癌症必須經過西醫的治療才能健康，但事實上我們看到的是經過化療及放療的病人卻是更加虛弱，帶來很多副作用，死亡率更高。

最必須從「心」思考的就是第十六條「癌症是一種身心靈的疾病」，事實上不只癌症，任何疾病都是緣自心與靈，所以每次演講我都會提一個大家從來沒有想過的觀念：醫療≠健康。

二、回歸自然醫學才是健康正途

其實「自然醫學（Nature Medicine）」並非新的醫學，反而是比學院派常規醫學更具有歷史的傳統醫學，在十九世紀曾經在歐美蓬勃發展過。

---

[51] 在此必須說明：2007年10月網路出現這篇研究報告後，引起美國很大的爭議。據說2009年4月該中心否認有此文。2011年3月6日在美國佛州開業的漢唐中醫倪海廈醫師讚賞此文，並說這篇報告在2009年被否認，是因為該中心無法抵抗牛奶商、甜食商、飲料商等利益團體的壓力。這一篇從臨床治療各種不同癌症的經驗可以看出是正確的。事實上在美國經常發生利益財團施壓研究單位情事，《救命飲食》一書用了近三分之一的篇幅，講到被醫藥財團壓迫的情事，在此提出讓大家思考。

十九世紀自然醫學思想來源，受法國哲學家盧梭所影響，推崇自然、嚮往自然、並尊敬原始自然的完整性與創造性，遵循自然的生活方式，才是常保健康之道[52]，所以當時的「自然醫學」反對學院派醫療的方法。

以德國為例，十九世紀中期，出現許多自然醫學協會，目的不在於倡導回到文明前的生活狀態，而是希望協助在城市生活的文明人類，再次接觸不被文明污染的自然。譬如，如何在自然的陽光空氣下作息、穿著、飲食與運動，又如何善用水的療癒力量等。

當時的自然醫學人士嚴厲拒絕學院派的實驗醫學，他們不用藥物，僅建議改善生活習慣，或用自然醫療手法。自然醫學團體認為若是根據此方式生活，疾病將十分罕見，也有助減少社會貧困與窮苦。

我們現在來回顧當時自然醫學界的提倡，不是正和現在很多提倡有機農法、回歸鄉村自然生活、保護土地、無毒農業等做法相同嗎？這是人類經過數十年來對環境破壞之後的反省，希望進一步有更多人對常規醫療也產生反省。

三、輔助替代醫學的分類與發展

依據美國輔助與替代醫學委員會出版的《輔助與替代醫學精要（Essentials of Complementary and Alternative Medicine）》一書的章節，以及美國紐約線上健康通路（New York Online Access to Health）[53] 的另類醫療項目，為大家整理出一些自然療法，又加以分成兩大類如下：

---

52 中央研究院歷史語言研究所陳恒安的《第一部：醫學史縱觀--單元九：替代醫學》http://www.ihp.sinica.edu.tw/~medicine/medical/2015/program_1-9.html

53 見http://www.noah-health.org/en/alternative

(1). 東方傳統醫學類：

傳統中華醫學、西藏醫學、印度阿育吠陀醫學、氣功、針灸、草藥、按摩、整脊、足療、蜂療（利用蜂液、蜂膠、蜂王乳來做為醫療用途）、長壽飲食、冥想與正念、靈氣、瑜伽。

(2). 西方自然醫學類：

美洲原住民醫學、催眠、自然療法、整骨、靈性療癒、芳香療法、同類療法（順勢療法）、磁療、分子矯正醫學、大劑量維他命療法、維生素礦物質補充品、生物反饋、營養生物療法、益生菌、觸療。

有人推出的如：亞歷山大技巧（一種運動式療法）、Feldenkrais方法（一種肌肉關節運動）、行為醫學、Prolotherapy（發揮人體自癒能力的新療法）等，我認為這些只是近代某些人的個人經驗療法而已，無法經過長時間考驗，有些療法還不能普遍適用於多樣疾病，因此本書不計入這些療法。

2000年，美國布希總統任命醫界五人小組為新成立的「自然醫學與另類醫學政策委員會」委員。

美國衛生部也公告「白宮自然醫學及另類醫學政策委員會」的研究報告，希望能對醫界、民眾、政府、保險公司提供對應用自然醫學及另類醫學的參考。

世界衛生組織也曾公開呼籲提倡自然療法[54]。美國柯林頓總統簽署成立「國家輔助與替代醫學中心（NCCAM，National Center for Complementary and Alternative Medicine）」[55]，將自然醫學納入政府體系。

---

54 http://blog.xuite.net/annie1025annie1025/twblog/126985708-自然療法

55 《科學發展》2006年5月，401期，10～15頁，http://scitechvista.nsc.gov.tw/zh-tw/Articles/C/0/2/10/1/723.htm，以及http://www.top-pharm.com.tw/CAM.html

歐盟也出版《另類醫學的展望》一書，並且在歐洲展開爲期五年的大規模研究計畫。書中指出「安全性」及「有效性」是另類醫學的要旨，必須與常規醫學一樣，在臨床及研究的領域獲得同等對待。

十多年來我就知道歐盟各國——尤其是德國，醫師們更是喜歡自然醫學，德國的營養品質量也比美國的好很多。而且，很多好的能量或量子儀器也是德國人發明的。

就在2023年3月中旬，一位留美取得醫學博士的六十多歲唐醫師，透過朋友找上我，電話中知道他曾經在洛杉磯開業，後來搬到紐約，是一位重症醫師。看過我出版的健康類書籍，觀念與我相同。重要的是，他說：「我每年都要去德國二個月，因爲德國醫療和美國不同，他們的醫院不像美國那樣，相當重視自然醫學與另類醫學。」

我回答：「確實，德國營養品也比美國的好太多。」

他說：「是的。這也是我這些年回到台灣，經常去德國的原因。美國的醫療沒有人性，只問盈利。」

哈哈，這句話太眞實了。能夠認識他也非常有緣，於是我們約見面共進晚餐，暢聊能量醫學。

想想，一位正統西醫師完全贊同我這位非醫師的人寫的書，就值得大家思考了。

英國也成立另類醫學研究理事會，表示另類醫學與正統醫學應該相輔相成，也就是說，人體的疾病應由常規醫學診治，但是介於健康與生病之間的「亞健康狀態」，卻應該由另類醫學來關照。

美國醫學會曾經指出：「在醫學院推行自然醫學，將是未來培育醫學人才的潮流，有遠見的醫藥界人士應該加強自己對自然醫學的認知，而非一昧地排斥。」

《美國醫學會期刊》也指出：「另類醫學已經成爲西方醫學的一個重點研究目標。」

哈佛醫學院助理教授艾生柏博士（David M. Eisenberg）曾於《新英格蘭醫誌》發表〈非常規醫療在美國〉的研究報告之後，這篇論文就成了醫學界人士的重要參考文獻。

他對「非常規醫學」的定義是：醫學院和醫院沒有教導的醫療技術及知識，如整骨、針灸、草藥、健康食品、按摩、靜坐等。

他說：「長久以來、醫療界總是高高在上，認為非常規一無是處，認為病患傻到要求助這些人；或是輕視非常規醫療，他們從未去了解相關知識。不論醫師怎麼想，都不算是真正地尊重病人、救助病人，實在有違醫學真諦。」[56]

四、靈心身合醫才是健康正道

《新聞週刊（Newsweek）》曾經有一期封面專刊是《上帝與健康（God and Health）》，報導中說：「醫學研究人員現在承認，精神和身體健康可以透過社區參與、透過志願工作，以及祈禱和冥想等的精神活動得到改善。越來越多的人開始認識到人的心靈上的改變，與體內細胞的變化對身體健康的影響是同樣的大。」

現在美國半數以上的醫學院有「精神與藥物」課程，醫生開始認真地對待並重新認識人的精神領域的重要性[57]。這方面的研究也越來越多，美國國家衛生研究院曾經提供三百五十萬美元用於「身體與心靈」的研究，認為心靈和信仰在健康和疾病中具有很大的作用。

許多研究文獻也證明心理壓力與各種健康問題有關，如增加心臟病、損害免疫系統功能、細胞退化和認知老化。[58]

前一篇已經明白詮釋疾病的來源是「心理問題、營養不足、毒素

---

56 Eisenberg博士專訪，「How did you become interested in studying alternative medicine?」 http://www.pbs.org/wgbh/pages/frontline/shows/altmed/interviews/eisenberg.html

57 http://www.starlightgrove.org/，《Newsweek》, Nov. 10, 2003. 「As reported in Newsweek, our medical researchers now recognize that both mental and physical health are improved through involvement in community, through volunteer work, and spiritual activities like prayer and meditation.」

58 http://report.nih.gov/nihfactsheets/viewfactsheet.aspx?csid=102

太多」，因此本章最後提出運用傳統中華醫學的「扶正」與「祛邪」的觀念來做個改善健康方法的總結：

(一) 祛邪法（排除毒素）：

    1.有形方面：運用本書心法篇所列出的方法，用具備量子活性的正確營養素做矯正細胞分子的配方，排出長期累積體內的各種毒素，打造一個乾淨的體內環境。

    2.無形方面：當事人必須要徹底反省，運用本書「心法三：心理面療癒法」，去除心毒，方有希望回復健康。

(二) 扶正法（攝取營養）：

    1.有形方面：要「對症下營養」，運用本書心法一：生理面療育法，視疾病狀況補充正確的量子態營養素，以改善身體狀況，提升免疫力，增強抵抗力，免於疾病的發生。

    2.無形方面：要「對心下營養」，健康無價，一切來自你的心，抱持正向心理與正面思維，懷抱喜樂看待事務。

學理三：立基於傳統東方醫理核心思想

　　流傳數千年的東方醫學，包括中華醫學、印度阿育吠陀醫學、西藏醫學、蒙古醫學、穆斯林醫學等，甚至希臘傳統醫學，全是自然醫學健康方法，我認為這才是人類的健康瑰寶。

　　所以我們要在二十一世紀建構「靈心身合醫」的基本理論與方法，絕對不可忽略東方傳統醫學，必須以東方傳統醫學為重要的立基內涵，在二十一世紀來發揚光大。

　　不過很可惜的是經過數千年的各自發展與演變，光是中華醫學一項的門派以及典籍就不知多少，根本無法做整合，甚至有些門派論點還有相衝突矛盾之處。所以本書認為只需要對東方醫學做「核心思想」的擷取，再做典籍的精選，去蕪存菁，方能進行整合。

一、傳統中華醫學

　　傳統中華醫學將人體視為一個整體與自然的一部分。健康就是身體機能以及和自然之間維持和諧。當這種和諧被打破，人就會生病。

　　《黃帝內經》是最重要的典籍，從中延伸出來的穴道經絡學問，更是現代「能量醫學（energy medicine）」[59] 必須重視的領域，而中醫「炁、氣」的觀念，也正是無形「生物能場（bio-energy field）」的具體呈現。

　　中醫學說很多，但經過多年的研究與實證心得，認為與宇宙、能

---

[59] 見http://nccam.nih.gov/health/whatiscam/。依據美國NCCAM的定義，能量醫學包括Biofield therapies、Bioelectromagnetic-based therapies，其中「氣」的運用屬於此領域。

量、信息有關的「陰陽學說、五行學說、經絡學說、精氣神學說、食物性味學說」等五種核心思想即足矣。

一、陰陽學說

「陰陽」觀念的最初義涵很簡單，取陽光的向背，向日為陽，背日為陰。

凡是運動、外向、高溫、發熱、出汗、上升、機能亢進、基礎代謝率升高、胃蠕動增加、交感神經活動過度、面色紅潤、喜歡冷飲和冷食、尿黃、明亮等都屬陽。

凡是相對靜止、內守、下降、晦暗、低溫、少汗、畏寒或惡寒、機能低下、基礎代謝率下降、胃蠕動減少、副交感神經活動過度、不耐寒、面色蒼白、喜歡熱飲和熱食、尿清等都屬陰。

中國古代哲學家就用陰陽這個概念，認為陰陽的對立和消長是宇宙的基本規律。又認為對立的雙方又是相互統一的，是自然界一切事物發生、發展、變化及消亡的根本原因。

在中醫學理論體系中，陰陽學說被用以說明人體的組織結構、生理功能及病理變化，並用於指導疾病的診斷和治療。正常情況下，沒有疾病症狀的健康人被視為達到了陰陽平衡。

用現代語言來說，陰陽學說就是能量學說。

二、五行學說

戰國晚期，鄒衍提出了五行相剋相生的思想，認為宇宙萬物都由「木火土金水」五種基本物質的運動和變化所構成，相互資生、相互制約，處於不斷的運動變化之中。

就五行相生剋的關係可以得知，每一行都有四個作用，分別為「生、被生、剋、被剋」，假設萬物均歸屬五行，那代表萬物之間的互動方式可以區分為這四類。古代中醫就依此互動方式進行中醫辯證。

中國古代醫學家在長期醫療實務上，將陰陽學說與五行學說廣泛

地運用於醫學領域，以臟腑、經絡、氣血、津液等爲其物質基礎，說明人類生命起源，解釋人體的生理功能，說明機體病理變化，以及疾病的臨床診斷和防治，成爲中醫理論的重要組成部分。

五行	木	火	土	金	水	五氣密碼
季節	春	夏	長夏	秋	冬	太陽輻射場
方位	東	南	中	西	北	磁場與地球自轉
氣候	風	熱	濕	燥	寒	環境氣候關係
五氣色	青	赤	黃	白	黑	日光分解與水氣
五律	角	徵	宮	商	羽	音調聲波之關係
五臟	肝	心	脾	肺	腎	氣化與人體關係
五腑	膽	小腸三焦	胃	大腸	膀胱	
五官	目	舌	口	鼻	耳	內臟與外界聯繫通路
五體	筋	（血）脈	（肌）肉	皮（毛）	骨（髓）	機體物質的對內聯繫
病位	頭項	胸脇	脊	肩背	腰股	病氣與人體關係
五味	酸入肝	苦入心	甘入脾	辛入肺	鹹入腎	味覺器官與口舌
五惡	肝惡風	心惡熱	脾惡濕	肺惡寒	腎惡燥	五臟與環境關係
志傷	怒傷肝	喜傷心	思傷脾	悲傷肺	恐傷腎	情志與臟氣制約
志勝	悲勝怒	恐勝喜	怒勝思	喜勝悲	思勝恐	情志的制約關係
RNA	A	C	氫鍵	G	U	RNA鹼基性狀關係
DNA	T	G	氫鍵	C	A	DNA鹼基性狀關係
五禁	肝病禁辛	心病禁鹹	脾病禁酸	肺病禁苦	腎病禁甘	

用現代語言來說，五行學說就是信息學說。

3、經絡學說

經絡是經脈和絡脈的總稱。經絡一詞首見《內經靈樞‧邪氣臟腑病形》：「陰之與陽也，異名同類，上下相會，經絡之相貫，如環無端。」《靈樞‧脈經》中說：「經脈者，所以能決死生，處百病，調虛實，不可不通。」

經，有路徑之意，貫通上下，溝通內外，是氣血通行的主幹道。

絡，有網路之意，是經脈分支，較經脈細小，縱橫交錯，遍佈全身，是經與經之間的聯繫道路。

中醫認為在人體有形的組織與器官之間，還有無形的經絡緊密聯繫，分佈人體全身，就像水道溝渠一樣，有主幹有分支；它內部發源於五臟六腑，外部通連著五官、四肢及肌膚、體表，在全身形成了一個大經絡網，將人體各個不同的組織和器官網合在一起。

經絡在生理方面的作用：除流行氣血、維持人的營養和活動功能外，還有一種在體表經絡中運行的衛氣，能保衛人體健康，抗禦疾病侵犯。所以經絡在正常情況下，有抵抗外界致病因子侵入的功能。

經絡在病理方面的作用：由於經絡的存在，就能把臟腑的疾病反映到體表來。如肝病常見脅痛（肝膽經脈分佈的部位）、腎病常見腰痛、心肺常見胸痛等等，就是因為聯繫這些臟器的經絡經過這些部位，把病態反映出來。所以可以根據這些反映出來的現象，診斷內臟的疾病。

用現代語言來說，經絡學說就是信息學說。

4、精氣神學說

道家醫學認為人體有「精、氣、神」三寶，它們是生命的根本，是維持人體生命活動的三大要素。只有養足了精氣神，人體才會健康少病。[60]

精：人體一切營養物質，先天之精受於父母，後天之精來源於飲

---

[60] http://www.cridao.com/culture/2015/0414/28793.html

食。不僅是構成人體的基本要素，而且主宰人體的整個生
長、發育、生殖、衰老的過程。「人始生，先成精」。

氣：維護人體生命活動所必需的精微物質，是推動人體臟腑組織
機能活動的動力。氣可溫煦臟腑、防禦外邪、固攝精血、轉
化營養等重要職能。「人之有生，全賴此氣」。

神：人體的一系列精神意識與思維活動。心為人體的最高司令
官，神則居其首要地位，心健則神氣充足，神氣充足則身
強。反之，神氣渙散則身弱。

所以「精充、氣足、神全」是健康的保證；「精虧、氣虛、神
耗」是衰老的原因。養足精氣神對於人體保持健康、益壽延年非常重
要，尤其要注重對於「神（精神意識與思維活動）」的保養。日常生
活中要經常保持精神愉快，心胸寬廣，情緒穩定，方可避免精神疾病
的侵襲。

古代道家說：「精足不思淫，炁足不思食，神足不思睡。」[61]
實際上就是不斷充實相應臟腑的功能，最後超越五欲，打開了直接與
宇宙能量相溝通的通道。

用現代語言來說，精氣神學說就是能量學說。

5、食物性味學說

西方醫學對於食物的分析，著重在營養學，然而傳統中華醫藥學
卻從來不講食物的營養，反而是以「性味」來表述。以《本草綱目》
為例，載藥1892種，每種藥物都沒有分析營養成分，反而寫出炮製方
法、氣味、主治等項。

例如人參，寫著「氣味甘，微寒，無毒。《別錄》曰：微溫。普
曰：神農：小寒；桐君、雷公：苦；黃帝、岐伯：甘，無毒」，及
「性溫，味甘、微苦，氣味俱薄，浮而升，陽中之陽也。又曰：陽中
微陰」。都是描述其性與味而已，根本不分析營養成分。

---

61 http://www.19ni.com/zyyedu.php?fenlei=23&bhao=595

再以「黃連」爲例，《本草綱目》記爲：「氣味苦，寒，無毒。《別錄》曰：微寒。普曰：神農、岐伯、黃帝、雷公：苦，無毒；李當之：小寒。之才曰：黃芩、龍骨、理石爲之使，惡菊花、玄參、白蘚皮、芫花、白僵蠶，畏款冬、牛膝，勝烏頭，解巴豆毒。權曰：忌豬肉，惡冷水。」除了描述其味性之外，還描述與之宜忌的食物，也根本不講營養成分。

以傳統中草藥觀點視之，本書認爲，傳統中藥學也是信息醫學。

中醫學的五要素

中醫理論的要素包括「氣、血、體液、臟腑、經絡」，這些理論解釋了人體如何維持活力以及生理健康。

1. 氣：是維持生命活力的能量。先天的氣遺傳自父母，後天的氣來源於食物和吸入空氣。用現代能量醫學的話來說，氣就是肉眼看不到的人體生物能場。

2. 血：來自食物由脾和胃產生的精華。血由心臟支配，儲存在肝臟，由脾臟控制。主要功能是滋養人體器官和組織。

氣和血都是人體活動的物質基礎。氣被歸類爲陽，血被歸類爲陰。這是因爲氣主要起促進和溫暖作用，而血主要起滋養和滋潤作用。氣和血之間的關係可簡單歸納如下：氣生血，氣是血液的推動力，使血液在血管內流動；血是氣的本源，即氣由血生，血是氣的載體。

3. 體液：體液包括唾液、淚水、鼻涕、汗液、精液以及尿液。相關的器官包括肺（控制水的通路）、脾（水輸送和轉化）以及腎（控制水代謝和生殖系統）。

4. 臟腑：五臟是實體器官，它被認爲是「陰」器官，包括心臟、肝、脾、肺和腎。六腑指中空器官，它屬於「陽」器官，包括膽囊、胃、小腸、大腸、膀胱和三焦（即橫隔膜、腹和下腹上面的三個隔室）。

5. 經絡：氣流過經脈並參與各種人體機能的內衡調節。全身361

個穴位沿經脈分佈，它們作爲病症調理及針灸治療的位置。

中醫學的病因與病機

中醫學認爲人體各臟腑組織間，以及人體與外界環境間，會有相互作用，維持著相對的動態平衡，從而保持著人體正常的生理活動。當這種動態平衡因某種原因而遭到破壞，又不能立即自行調節得以恢復時，就會發生疾病。

中醫理論的致病因素分爲三大類：外因、內因和它因（既非外因也非內因）。

外因：包括風、寒、暑、濕、燥和火，稱爲六氣，是自然界六種不同的氣候變化。但當氣候變化異常，六氣發生太過或不及，或非其時而有其氣，或當人體的衛氣下降（正氣不足），抵抗力下降時，這六種因素就會引起疾病和症狀。

內因：包括喜、怒、憂、思、悲、恐、驚。是機體的精神狀態，在正常的情況下，一般不會使人致病。只有突然或過於強烈或頻繁發生的任何一種情緒，超過了人體本身的正常生理活動範圍，使人體氣機紊亂、臟腑陰陽氣血失調，才會導致疾病的發生。

它因：包括飲食不規律、性活動不正常、外傷、寄生蟲、疲勞。

病機：是以陰陽、五行、氣血、津液、臟象、經絡、病因和發病等基礎理論，探討和闡述疾病發生、發展、變化和結局的機理及其基本規律，即中醫病機學說。

病機理論在《黃帝內經・素問・至眞要大論》有說：「審查病機，無失氣宜」和「謹守病機，各司其屬」。並將臨床常見的諸多症狀，分別歸屬於心、肺、脾、肝、腎之疾患，以及風、寒、濕、熱、火之疾患，也與邪正和陰陽之盛衰，氣血和臟腑之虛實，及某些病證（如疼痛、痿、痹、厥、癰疽等）的病機，均有關係。

用現代話來說，就是人體能量、信息的不平衡而產生疾病。因此中醫用調理的方式來治病，也就是將能量、信息調整平衡。

中醫學的四診與八綱

四診是指「望、聞、問、切」四種診法。《素問‧脈要精微論》說：「診法何如？……切脈動靜而視精明，察五色，觀五臟有餘不足，六腑強弱，形之盛衰，以此參伍，決死生之分。」可見診法就是對人體進行全面診察的方法，藉以判斷人的健康與疾病狀態。

成書年代不詳與作者不明的《黃帝八十一難經》（簡稱《難經》）[62]，明確指出了四診的基本概念：「望而知之謂之神，聞而知之謂之聖，問而知之謂之工，切脈而知之謂之巧。」

四診的基本原理是建立在陰陽五行、臟象經絡、病因病機等基礎理論的具體運用。也就是先了解體內能量與信息的狀況。

八綱是指「陰、陽、表、裡、寒、熱、虛、實」等八種能量高低的狀況，是辨證論治的理論基礎。

八綱辨證，是將四診得來的資料，根據人體正氣的盛衰，病邪的性質，疾病所在的部位與深淺等情況，進行綜合、分析歸納爲八類證候。

在八綱辨證中，陰陽、寒熱、表裡、虛實八類證候之間的關係，並非是彼此平行的。

一般而言，「表證、熱證、實證」隸屬於「陽證」。「裡證、寒證、虛證」統屬於「陰證」。所以，八綱辨證中，陰陽兩證又是概括其他六證的總綱。此外，八類證候也不是相互獨立，而是彼此錯雜，互爲交叉，體現出複雜的臨床表現。

當能量與信息不平衡時，就產生疾病，當疾病發展到一定階段時，還會出現一些與病變性質相反的假象。如眞寒假熱、眞熱假寒、眞虛假實、眞實假虛等。所以，進行八綱辨證時不僅要熟悉八綱證候的各自特點，同時還應注意它們之間的相互聯繫。

用現代話來說，中醫的四診就是信息醫學，八綱就是能量醫學。

---

62 https://zh.wikipedia.org/wiki/難經

中醫學的治療學說

中醫通過望聞問切四種診斷方式，可以獲得反映內臟的病理變化和疾病狀況的信息，並按照八大原則（陰、陽、內、外、冷、熱、實、虛）進行症狀診斷。

在中醫體系中，有幾項基本的治療原則：

1、控制病症的易發症狀（治標），同時消除根本原因（治本）：在緊急情況下，先治療伴隨的表症。但是對於慢性病就需要消除根本的病因，對於複雜疾病需要同時進行治標治本兩項方法。例如，哮喘發作時，必須先放鬆患者的呼吸，這是治療伴隨症狀。當患者的症狀減輕，再來通過解決內臟氣不足來消除根本病因，以增強體質，從而預防哮喘或減少哮喘再次發作的次數。

2、調節陰陽：通過方式使身體狀態得以平衡，例如傷風時的加溫、熱病情況下的加冷、補虛瀉實等都是。又如，邪熱熾盛伴有便秘的患者，可先通過清腸的中藥來治療，消除便秘和邪熱。

3、益氣祛邪：當一個人患感冒，會先要求患者服用中藥，同時結合針灸治療，以便通過發汗消除致病因素，然後運用益氣的飲食來減緩日後疾病發作。

4、中藥：中藥來源於植物、礦物以及動物，強調性味，指每種中藥或草藥都有辛、甜、酸、苦、鹹五種味，以及寒、涼、熱、溫四種性。中藥會按照其不同功能分類，如清熱、化痰和鎮咳、祛濕和溫裡。

典型中藥方通常包括四種組成：(1)君，用於治療主要疾病。(2)臣，協助主藥治療主要症狀，或作為對抗伴隨症狀的主藥。(3)佐，強化主藥的效果，減輕或消除主藥或輔藥的毒性。(4)使，將方劑的作用集中在某一經脈或某一部位，或協調與綜合與其他成分的功效。

5、針灸（艾灸）：儘管針灸和艾灸是兩種不同的方法，在中醫學歷史上，針和灸兩種方式相互關聯，被視為同一個概念。按照針灸理論，當經脈上的組織損傷，會使正常能量流動受阻、疼痛等症狀。針灸療法的目的，是在用一些工具來刺激經脈上的穴位，重新打通正

常的能量通道，從而消除症狀。

6、推拿按摩：推拿按摩已存在至少兩千年，就是《莊子》書中所稱的導引，在《黃帝內經》中被稱爲「按蹻」。推拿治療時，醫師用手向特定穴位和人體其他部位施以包括推動、滾壓、揉捏、摩擦和抓扯等在內的動作。這是通過刺激穴位和人體組織來達到陰陽平衡、調節氣血和臟腑機能。此外，還可通過放鬆關節、肌肉和肌腱、消除粘連來恢復生理機能。

7、氣功：早在兩千年前的古文獻中提到的導引術（氣功）就是現代的能量醫學。氣功是與人體運動相結合的一種功法，可幫助經脈系統中的能量平衡。太極拳也是中華傳統健康功法，也強調陰陽平衡，由平緩的流動動作構成。西方科學研究表明，太極拳可大大減輕精神和情緒壓力。

「氣」古代最早用「炁」字，這是非常具備現代科學原理的造字，上面是「无」下面是「火」，「无」不是沒有，而是指看不見的能量，這個能量是可以感知的，現代研究能量醫學的人都能體會。

中央研究院王唯工教授印證了中醫「氣」與「經絡」的說法，爲中醫找到了一個現代科學的出口，並爲現代醫學束手無策的慢性病，從中醫理論中找到了治癒的關鍵。他認爲中醫裡的「氣」是採取功能性的定義[63]，舉例來說，肝氣是指增加肝功能的某種機制。

氣可以細分爲四種：

1、元氣（中氣、腎氣、原氣）：中氣是先天之氣，運行於三焦，全身循環系統性能好壞的指標，從心臟而來。用現代話說就是全身營養充足。

2、宗氣：主管含有氧氣的血循環（紅血球）。用現代話說就是要體內氧氣充足。

3、營氣（陰氣）：主管血液中養分的運輸，行於脈中。用現代話說就是體內能量充足。

---

63 http://murphymind.blogspot.tw/2009/10/chie-rhyme.html

4、衛氣（陽氣）：防禦外邪的抵抗力（白血球、殺手細胞、免疫球蛋白、淋巴系統）。發於脈外（血液、體液）。用現代話說就是免疫力足夠。

總而言之，傳統中華醫學的核心思想就是現代的能量醫學、信息醫學，甚至量子醫學。

二、道家醫學

道醫理論其實與中醫理論無法分割，也可以說道醫就是中醫。再者，道教是中國固有的宗教，其他宗教都是外國傳進來的。只有中國道教養生技藝最多。

傳統道家的養生是以大家熟悉的「陰陽五行」為基本主張，也認為妥善安頓身體的「精氣神」是養生的重要條件，上面已經說的很清楚了。

在日常飲食方面，道家醫學認為「脾胃」是健康之本，脾胃功能差，營養無法吸收運化，導致其他器官無法獲得足夠的養分而致病，因此養好脾胃就能固本，此處「脾胃」不只是指脾臟胃臟而已，而是包含整個相關的消化系統。

道家認為「脾胃虛寒」會影響全身的健康，所以提倡：(1)少吃生冷食物，如生菜、水果、生魚片等。(2)少吃寒涼食物，如冬瓜、西瓜、冷飲冰品、冰啤酒等。(3)避免外界寒氣侵入體內，少吹空調。(4)講究飲食七分飽的長壽養生之道。(5)減少欲望，因欲望太多會造成臟器能量不足。

道家養生又有配合一年四季的不同特性，強調「春天多吃薏苡仁，夏天多吃綠豆，秋天多吃蓮子，冬天多吃花生」。

道家醫學各類修持方術之中，「氣、炁」是最重要的觀念，它包括自然界的雲霧之氣、人體的呼吸之氣、陰陽五行之氣、生命運動之氣、精神靈秀之氣以及先天的精氣、元氣、道氣等等。

以科學語境來說就是「能量、信息」，也就是人體生物能場。因

此修行仙道首先要知氣的道理，然後要養氣。

養氣的第一步就是「呼吸」。呼吸的調節最基本的就是靜坐吐納，但靜坐的重點是在「靜」不在「坐」，必須瞭解靜坐最重要的就是「呼吸」及「意念」，仙道呼吸法分爲二類，一是沒有意識的呼吸稱爲「文息」；二是有強烈意識的呼吸稱爲「武息」。

「文息呼吸法」就是連自己也幾乎都意識不到的呼吸，強調的是綿長細微的呼吸，可以練習使之成爲習慣。先拿一個有指針的手表放在桌上，端正坐著，先看看自己正常呼吸一次是多少秒，通常正常人每分鐘大約呼與吸八至十次，大多數人多是如此。

很多年前我就練習道家呼吸法，一開始是設法拉長一呼一吸的時間，不要憋氣要自然，先吸五秒呼五秒，天天練習，直到感覺正常了，沒有意識時也能如此自然，若做到了，就再拉長一點時間，先吸七秒呼七秒，練習到很自然，不用心思去想。然後再拉長時間，吸十秒呼十秒，如此一來一分鐘就只呼吸三次了。

如果讀者能夠掌握到一分鐘呼吸三次，而且做到平順自然，一點都沒有不順暢的感覺，繼續練習下去，說不定可以達到吸一分鐘呼一分鐘，那就進入道家的「龜息大法」境界了。（很難的，我自己都還沒有達到此境界。）

「武息呼吸法」就是在意識中強烈呼吸，可以分爲「呼吸等長、呼短吸長、呼長吸短」三種。

「呼吸等長」就是快速強烈地一面吸氣一面在心裡數1,2,3,4,5，然後停止呼吸，心裡數1,2,3,4,5，然後呼氣，依然在心裡數1,2,3,4,5。

「呼短吸長」就是吸氣十秒，停止呼吸五秒之後，再呼氣五秒。

「呼長吸短」就是吸氣五秒，停止呼吸五秒之後，再呼氣十秒。

「呼長吸短」比「呼短吸長」更困難，所以當呼氣時要下意識地少呼出一點。如果有人做此種呼吸法時會感到頭暈，就要放慢一點。

我走路時，會在吸氣時同時行走四步，然後閉氣行走四步，呼氣時同時行走四步。這是在公園草地上練的，不要快，開始時慢慢來，讓此種呼吸法與腳步配合，能做到自然狀態最好。

上下樓梯時也一樣，呼吸一定要跟腳步配合，這樣比較不會喘。吸氣一次走四階，停住呼吸走四階，呼氣時也走四階。大家可以練習體會，是不是比較不會氣喘？

還有一招，上樓梯時，大家的雙腳都會酸，因此觀想在雙腳踝處有個約兩尺直徑的「八卦蓮花場」包住，上樓梯時想著這個八卦蓮花場在順時鐘旋轉，口中默唸「八卦蓮花場、八卦蓮花場……」，直到走完樓梯。大家可以去感受一下，是不是雙腳比較不會酸？

「意念」集中方面有「內視法」與「返聽法」兩種。「內視法」就是閉著眼睛將意念強烈地集中在丹田處。「返聽法」就是傾著耳朵來聽丹田的聲音，但是丹田不會發出聲音，側耳傾聽的目的，是要使意念更加集中於丹田的因素。

靜坐經過一些階段，丹田處便會產生溫暖力量，這便是「陽氣」，這個階段便是仙道的第一步。

有一種意念的修煉在道教上稱為「存思」，也稱為「存想」，簡稱「存」。特點是將意念集中思考一個體內或體外的事物，或想像中的神。

道教上清派修煉法認為存思能「智靜神凝，除欲中淨，如玉山內明，得斯時理，久視長生也」，和佛教的「入般若波羅密多」的境界相同，就是禪定的意義。

不過道家更重視「仙道養生」，「仙道」是什麼？簡單的說就是一種修行方法，這種修行方法是以「長生不老」和「內心領悟」為目的，也稱為「性命雙修法」，也就是「心性」和「生命」兩方面都要修行[64]。

若改用現代心理學術語，就是「進入深層意識」的境界，其實深層意識不是我們的顯意識，而是在入眠後的無意識狀態，原本就是腦部的存在意識，只是人類不知道而已。

---

[64] 必須一提，「性命雙修」的「性」字是本性、心性，不是性愛的性，不少人拿「性」字來誤導女眾。

三、印度阿育吠陀醫學

印度阿育吠陀醫學也是重要的古典自然醫學。Ayur是生命，Veda是知識，因此Ayurveda可以稱為「生命的學問」，指的就是維護人類生命健康狀況的完美知識。

相傳五千年前，印度聖者在喜馬拉雅山中進行深層靜坐冥想時，接收到無邊星際的「天啟」[65]，瞭解了整個宇宙的創造與形成，知曉完整生命智慧系統，因此阿育吠陀醫學也是目前全世界最古老的醫療理論。

阿育吠陀醫學認為人們的健康與宇宙有相互關聯，宇宙中一切事物——包括生物與非生物都連結在一起，當一個人的心身和諧，並與宇宙的互動是自然與完整的，就是健康狀態。當一個人與宇宙的和諧中斷，導至身體、情感、心靈或三者組合不再協調，就會發生疾病。

宇宙五元素

阿育吠陀認為宇宙中所有的物質，不管有無生命，都是五種永恆元素的組合體，人體也是這五種永恆元素相互組合而成，即：土（地）、水、火、風、空。

土（地Prithvi）：所有的有機生物包括——人類都是被創造出來，人體的組成如骨頭、軟骨、指甲、頭髮、牙齒及皮膚都是從土而來。土蘊含了礦物質王國裡所有的無機物質。

水（Aqa）：是人體吸收以及維持電解質平衡的重要元素。人體血液90%由水構成，水也將營養素運往全身部位。同樣的，氧氣、食

---

65 「天啟」並非宗教術語，以現代話來說，就是進入深層冥想接收到宇宙高維生命傳達的信息。我認為釋迦牟尼、耶穌基督、穆罕默德、約瑟斯密（創摩門教）甚至洪秀全等人，都是接收宇宙高維生命信息者，此種現象在2000年之後更多，不足為奇。本書〈星際無邊，一切來自你的心〉也是天啟而來。

物和礦物質的分子也透過水的流動，從細胞到細胞、從一個組織送往另一個組織，它是生命之水。

火（Tejas）：就是將食物轉化為能量的新陳代謝過程。所有的轉化都由火控制。火負責體溫和消化、吸收食物的過程。每一個細胞的轉化需要胃的運作、消化酵素、肝臟酵素以及胺基酸。即使眼、耳、鼻、舌和皮膚這些感官都有火的元素存在。

風（Vayu）：從一個細胞到一個細胞的意識流動，稱為prana，它是肉體、心智、靈性的溝通的重要動力，也是細胞在各器官以及體內所有細微運動和所有運動的必要元素。心臟的運做、蠕動以及呼吸的運作等都是由prana所控制。

空（Akash）：人體細胞占據了空間，透過細胞空間，細胞得以和另一個細胞溝通，每一個細胞都有一連串的智慧流動其中，都是覺知的中心，每一個細胞都有意識選擇它所要吸收及排出的東西。因此，「空」也是意識的表現，是身體細胞的基本需求，所有的發展都從空而來。

近年西方醫學已經發現，細胞確實是個記憶體，大腦反而不是，所以受器官移植的病人會改變習性，帶有移植捐贈者的習性。

用現代話來說，阿育吠陀的宇宙五元素就是能量醫學與信息醫學。

人體能量三形式

除了宇宙五元素外，阿育吠陀也定義了三種能量形式：Vata、Pitta、Kapha。這三種能量是五元素積極活動的表徵，是能量、動力、非物質性。能量必須運行，液體與營養素才有辦法送達到細胞，而使身體得以活動。細胞進行新陳代謝以及維持結構都需要能量。

Vata是動作的能量，Pitta是新陳代謝及消化的能量，Kapha是身體結構組織的能量。

每個人身體都有這三種生命能量的結合。有些人可能其中一種能量較顯著，或是其中兩種能量較明顯，也有人三種能量相當平衡。每

種能量都是由五個基本元素組成，但明顯度不一。在阿育吠陀裡，疾病的起源都是因為Vata、Pitta、Kapha出現過度或不足的情況，或是因為毒素干擾了能量的平衡。

阿育吠陀提到在受孕的那一刻，我們就被賦予了特定的基因及獨特的生理構造，也就是Vata、Pitta和Kapha的結合，稱為個人的原生體質（prakruit），它主宰了個人對生命事件的反應。如果意識到這種基本的構造，個人可透過改變飲食、行為模式和情緒反應，來達到平衡、快樂和滿足的生活。

在阿育吠陀裡，身、心及意識三者必須共同努力以保持平衡，它們是生命的不同面向。要學習如何保持平衡就必須瞭解Vata、Pitta和Kapha如何共同運作。

根據阿育吠陀的原理，整個宇宙就是五元素（空、風、火、水、土）相互作用之下，由Vata、Pitta和Kapha結合這五元素表現出來。

阿育吠陀將人體型態分為七類：(1)Vata型、(2)Pitta型、(3)Kapha型、(4)Vata-Pitta型、(5)Pitta-Kapha型、(6)Vata-Kapha型、(7)三種都有型（這種情況比較罕見）。

阿育吠陀醫生必須對於Vata、Pitta、Kapha能量在體內如何運作，以及病人的生活形式、飲食、情緒等有基本的瞭解。每種形態都會有傾向於某種失調的情況。

用現代語言來說，人體能量三形式就是能量醫學。

阿育吠陀診斷法

阿育吠陀有三種診斷身上未達平衡的能量（Dosha）和病情的方法。分別為：(1)觀察病徵，如膚色、頭髮、眼睛、行為和身體狀態等。(2)詢問關於每個人的Dosha未達平衡的詳細問題。(3)以碰觸病人的方式來檢查，包括把脈、觸診、叩診、聽診等。

把脈是很重要的診療法。醫師先感觸病人的脈博，然後依經驗判斷便能清楚得知病人體內的狀態。

以上各法都有兩種特定的診斷程序。分別為：

1、診斷八步驟：把脈、檢查舌頭、檢查糞便、檢查尿液、檢查聲音、測量體溫、檢查眼球、檢查體格。

2、診斷十步驟：檢查七個Doshas、檢查環境、檢查體力、檢視季節疾病的相關、檢查飲食、檢查身體組成、檢視年紀和疾病的相關、檢查意志力、檢查相容性、檢查飲食習慣。

阿育吠陀將致病因素分類如下：(1).急性v.s慢性；(2).基因v.s遺傳；(3).外傷的、創傷的；(4).習慣性；(5).食物中毒或是不當食物的搭配；(6).季節性；(7).氣候性；(8).生活形態；(9).年齡；(10).新陳代謝的情況；(11).情緒或心理狀態；(12).超自然、行星的排列；(13).神的安排。

根據阿育吠陀，治癒是創造體內doshas（能量）、dhatu（組織）和mala（排泄物）的一個平衡。當自體免疫下降和能量積聚在體內虛弱處，疾病就會產生並且開始影響系統的功能。

用現代語言來說，這些理論就是能量醫學。

阿育吠陀的排毒療法

排毒療法（panchakarma）有：嘔吐療法、催瀉療法、藥療灌腸、鼻腔診療、放血療法五種，稱為「五業療法」。但必須注意，這些排毒療法不是隨時可以做的，必須在病患有足夠的體力去承受時才能做。

1、嘔吐療法：用來處理胃積聚多餘的kapha，早上三到四杯草本水或鹽水，透過這個方式將黏液、鼻涕釋放出來，可以舒緩充血、氣喘、支氣管炎、皮膚病、慢性氣喘、糖尿病、感冒、淋巴阻塞、慢性消化不良等，這些情況都是因為kapha的失衡。

2、催瀉療法：瀉劑的使用可以協助pitta的失衡狀況，包含發炎與過敏。但要注意瀉藥不能給予急性發燒，腹瀉，嚴重便秘，或直腸出血或肺出血的病患，一些患者消瘦、乏力或直腸脫垂，也不能施用。

3、藥療灌腸：包括引進藥用油或草藥灌入直腸。醫療灌腸是

vata失調的療法。這種治療可減緩便秘、腸脹、慢性發燒疾病、腎結石、心臟痛、嘔吐、背痛、頸部疼痛等，其他像坐骨神經痛、痛風、節炎。但這不是現今流行的咖啡灌腸，必須注意。

4、鼻腔診療：鼻子是到達大腦和意識的門道，生命能量（prana）透過鼻子呼吸進入體內。鼻腔藥物可幫助矯正prana的失調，prana會影響大腦、感覺和運動功能。此療法也可以治療鼻子乾燥、靜脈竇充血、聲音嘶啞、偏頭痛、眼睛和耳朵問題。鼻腔療法禁止在沐浴、進食、性行為和攝入過度的酒精後使用。

5、放血療法：放血療法被運用在特定的情況，無論是直接或是用水蛭的方式，都是在移除血液中的毒素，如皮膚疾病、肝或脾臟增大和痛風。然而，在西方國家認為放血是違法或被視為是騙術。因此，改用草藥淨化血液。對於血液攜帶的疾病，像是過敏、皮疹、痤瘡，患者可以用牛蒡茶做為血液淨化劑。

四、佛家醫學

釋迦牟尼佛被喻為大醫王，祂的教義被認為能解眾生之毒的「阿揭陀藥（agada）」。然而印度阿育吠陀醫學的歷史遠遠早於佛教二千多年，後起的佛教只不過吸收了印度古老醫藥學的部分內容而已，可見佛家醫學是源自阿育吠陀醫學。

印度佛教醫學主體是《大藏經》中的〈論醫佛經〉和〈涉醫佛經〉，有人統計共達四百多部[66]，其實所謂的〈論醫佛經〉並不是專門的醫典，只不過是有醫藥相關的內容稍多一些而已，嚴格地說《大藏經》中沒有一部純粹的醫典。

事實上「佛家醫學」很難定義，因為佛家醫學是在古印度阿育吠陀醫學體系的基礎上，加上佛教教義，並吸收中華傳統醫學、西藏醫

---

[66] 北京中醫藥大學的佛醫專家李良松教授在《佛教醫籍總目提要》中統計論醫佛經85部、涉醫佛經370部。申俊前揭文，則云「四百部」。

藥學的理論和臨床特點，形成的一種非獨立的醫藥學體系。**67**

在飲食保健方面，其方法可以歸納爲提倡素食養生、強調飲食節律和注重飲食禁忌三方面。《律藏》內的四種藥物分類，就涵蓋了「一切可食之物」，可以說「食、藥」爲一體。

《佛說佛醫經》強調時令節氣與飲食的關係。《佛說胎胞經》論述孕育期內所應注意的飲食調養。《蘇悉地羯羅經》中的〈獻食品〉記敘了食療與食養的內容。《瑜伽師地論》中的〈出離論〉載錄了飲食不潔所導致的多種疾病，並強調了飲食調護的重要意義。

據《雜阿含經・卷十五》記載，佛曾在鹿野苑中告諸比丘：

「有四法成就，名曰大醫王。一者善知病，二者善知病源，三者善知病對治，四者善知病治已，當來更不動發。如來應等正覺爲大醫王，成就四德，療眾生病。」

「善知病」就是必須先了解疾病學理，「善知病源」就是要先了知疾病原因，「善知病對治」就是要了知疾病的對治方法，「善知病治已」就是要知道疾病是否已經治療完成。

「藥師佛」是佛經裡面的唯一使用藥字的佛，祂是東方淨琉璃世界的教主，梵文直譯爲「藥師琉璃光王佛（Bhaiṣajya-guru-vaiḍūrya-prabhā-rājāya）」，曾發十二大願，令所有眾生所求的事情都能得到。

《藥師經》並沒有任何草藥或藥方，只有藥師佛的十二大願，可以歸納爲：「身體健康、事業成功、心靈安樂、生活富足、獲得智慧」五方面**68**，若是能夠細心領悟藥師佛十二大願，並全然信奉，當能樂享人生。

事實上，藥師佛大願是強大的心念，也就是現代的意識醫學。

---

67 《印度佛教醫學概說》，陳明，史學博士，北京大學歷史系。

68 可閱讀拙作《尋找現代藥師佛》，大千出版社出版。https://www.books.com.tw/products/0010905558

五、西藏醫學

西藏醫學與佛教是緊密相連的。在佛法傳入西藏以前，西藏醫學尚未形成一個完整的體系，有的只是來自生活經歷的片面醫學保健常識[69]。所以西藏學者大多認為西藏醫療體系是在佛教哲學與阿育吠陀醫學的影響下發展出來的。一般認為西藏醫學源自佛教之前的苯教（Bon，苯教是西藏的本土宗教）。

相傳八到九世紀之間，被稱為「尊勝守護者」以神通力直接得自藥師琉璃光如來的教導[70]，以口耳相傳的方式保存下來，成為西藏醫學經典《四部醫典（Gyudzhi）》，這是關於西藏醫學診斷與治療技術的著作[71]。由毘盧遮那法師由梵文譯成藏文。

在歷史上，西藏醫學教育是具有高度系統性，佛教寺院同時扮演醫學院的功能。西藏第一所醫學大學是八世紀時建於拉薩。從1959年以後，印度達蘭撒拉的西藏醫學院（Tibetan Medical Institute）在達賴喇嘛指導下，成為維繫西藏文化與醫學傳統的中心。

西藏醫學是一種整合性醫學，所以病患不能被視為一個各別器官運作的匯成體，而是身體與心靈融合的整體。

西藏醫學的三元理論

西藏醫學以「三元論」判斷患者的身心類型，藉此預防、診斷、治療疾病。「三元論」的哲學觀念認為，任何形式的存在都依賴其他的因素，其元素有三：Chi、Schara、Badahan。

Chi是一種微妙的能量活動，它也是由基本五元素（地、水、火、風、空）所形成，而跟其中的「風」特別有關連。但它不僅是空氣，西藏醫學認為它是形成生命的基本能量，由意識所駕御[72]。（值

---

[69] http://www.a-mita.com.tw/libe/story/story27_bg.htm
[70] 又是天啟而來。可見不少東方古代智慧都是宇宙傳給地球人的。
[71] http://www.ysbla.org.tw/DM/301/index.php

得思考的是這個Chi與中醫的「氣」發音相同，是否有深層的意義值得研究。）

在大宇宙的層面，Chi代表空間元素、Schara代表能量元素、Badahan代表物質元素，這些元素都依靠彼此而存在。西藏醫學認為不可能存在著沒有能量與物質的空間。

這三元素彼此依賴，三者間的動態平衡都反應在一個特質過渡到另一特質的過程中，我們可以將它類比為現代物理學中探討「能量（等同於Schara）、物質（等同於Badahan）與光（在空間中傳輸的介質，等同於Chi）」，都是相互依賴並可彼此互換的。

人類被視為三元素的表現之一，因此人也包含了宇宙存在的所有型態與過程。舉例來說，空間（Chi）被視為宇宙中的輔助元素，促進能量（Schara）轉化為物質（Badahan），物質轉化為能量。人體本身就是宇宙的縮影。

在宇宙間Schara代表能量元素。在人體中Schara與消化過程有關，以及養分被吸收後的分配。物質元素Badahan在三元素的理論中被視為Chi與Schara互動的產物，它是在空間中被顯化出來的物質。另一方面它也驗證了空間與能量的存在。

西藏醫學認為疾病是由於體內的Chi、Schara、Badahan三個元素產生不和諧、不平衡。而最理想的健康狀態除了沒有肉身的疾病外，還要加上生理（平衡）、心理與靈性的健康。

用現代語言來說，西藏醫學也就是能量醫學、信息醫學，甚至已經涉及靈性醫學了。

疾病診斷與治療

在傳統西藏醫學中，治療病患的方法分為四大類，即：食療、調整日常生活、藥物及外治。

食療是藏醫極為重視的一種治療方法。在對治慢性病及潛伏病

---

72 https://zh.wikipedia.org/wiki/氣_%28西藏醫學%29

時，醫師會先建議病者以改進飲食及生活習慣的方式來調整體內的元素。在這些方法都不奏效時，才會考慮採用藥物或外治的療法。[73]

達賴喇嘛談及西藏醫學時，指出身體是由三種nopa所支配，此字面意思是「有害者（harmers）」，但常被翻譯成「體液（humours）」，nopa始終存在於生物體之中，也意味著我們永遠無法遠離疾病。但它們保持在均衡狀態，身體就能維持健康。然而如果失衡了，就會生病。[74]

因此診斷疾病首先是把脈搏，或檢查病人的尿。總的來說，當醫生把脈時，一共要檢查十二個雙手和兩腕的主要地方。尿液也是用不同的方法來檢查，如尿色、尿味等。

脈診也是西藏醫師常用的重要而繁複的診斷技術。針對男性患者，醫師先以右手指取左腕脈象，而針對女性患者，醫師先以左手指取右手腕脈象。這種性別的差異主要是因爲肺臟與心臟不同的能量經脈架構。

脈動的頻率是依照每次呼吸循環中的脈動數來評估。健康的人每次呼吸循環有五次脈動，發燒的人會超過五次，體溫低於正常的人脈動會低於五次。脈動頻率與脈象變化有助於醫師做診斷。

尿診是尿液的評估（例如；氣味、顏色、蒸氣、水泡結構、沉澱物等），也是醫師診斷很重要的指標。但是，尿液評估需要患者與醫師完全配合。在就診前一晚，患者必須飲食清淡，避免高脂肪、高蛋白質、單純碳水化合物的食物。患者必須充分喝泉水。經過一晚好眠之後，清晨所解的尿液需要取其中段，裝於乾淨透明的容器內。

健康的人尿液是稻草色，有一般數量的泡泡，有一般尿的氣味，有少許的蒸氣及一般量的沉澱物。

西藏醫學採用草藥治療，通常由消化性配方開始，因爲疾病被視爲一種營養與養分傳導系統的偏差。養分有三種：心理與情緒攜帶的

---

73 http://www.b-i-a.net/d-t-m/books/book4_4_b5.html

74 http://www.edupro.org/forum.php?mod=viewthread&tid=7498

養分、氧氣攜帶的養分、食物攜帶的養分。

　　草藥配方是由多種藥草與礦物成分構成。這些配方根據三種體質分為三種治療組：君藥（主要有效的成份）、臣藥（協助君藥發揮功能的成份）、使藥（預防前兩類藥物的副作用，並且能增進對藥物成分消化吸收的成份）。

身體能量經絡

　　西藏醫學也將身體視為一個網絡的管道結構，進行能量轉換的形式。能量來自於三類物理營養元素，也就是說「感官、氧氣、食物來源」的營養元素。在轉化過程中，這種能量被稱為心靈能量（psychic energy），它貫穿於人體，對人體的細胞功能具有控制和壓倒性的作用。

　　能量脈絡在體內形成網絡，分中央、左、右三個主要脈道。中脈運行從頭頂（梵天門）到肚臍下方約四指寬的區域，這裡是三個能量通道合併處。身體能量脈絡在心血管及神經系統中併行，而心血管和神經系統是實體解剖，經脈則被認為只有通過冥想和想像才能察覺。

人類是心靈現象

　　西藏醫學有個重要觀念是「經驗性靈魂（Empiric Soul）」，它是一種科學無法觸及的純粹靈魂，這個觀點是瞭解西藏醫學、探究人類心靈的架構與相關臨床的重要關鍵。[75]

　　「經驗性靈魂」由心識（mind）、心識的特點（智力、小我、記憶、情緒）及感官（聽覺、觸覺、視覺、味覺、嗅覺）所構成。心識是經驗性靈魂中最重要的元素，因為它接收、記錄、分析由五種感官、智力、小我、情緒等傳來的訊息。各種情緒如喜悅、哀傷、痛苦、愛，以及重要的「慈悲」都是由心識而起，記憶也是出自於心識。

---

[75] http://enlight.lib.ntu.edu.tw/FULLTEXT/JR-MAG/mag87088.htm

「經驗性靈魂」是獨立存在於「絕對靈魂（Absolute Soul）」之外，在運作上它仰賴絕對靈魂，這兩個單元藉由靈性來溝通。

西藏醫學認爲人體維持健康、預防疾病或兩者兼顧，必須由自己承擔責任，包含正確的營養、良好的生活習慣、適當的季節調適以及對個人生理與心理狀態的瞭解。要能圓滿這四種條件。

西藏醫學更強調每個人都需要追尋與培養與「神」之間的關係，堅定我們對神性權威的信心。無法取得這種智慧會使人脫離現實，危及整體幸福，並可能從完美的健康狀態陷入嚴重的病痛。

因此要培養能增益健康的智慧，可以仰賴我們的靈性，或經驗性靈魂與絕對靈魂的和諧互動。覺性、意志力與慈悲心的運用分別對應Chi、Schara與Badahan元素。

根據西藏醫學最優先的，必須照顧一個人的深層本質，而不是處理外在形象。人人必須精神和感情協調融合，必須建立在個人的信賴感上。

按照藏族傳統，維持心靈平和是最重要的，必須抑制情感、欲望、利於心理、情緒紀律的養成。眞正的心靈平和是無條件地承認上天神聖的權力，包涵著一種特殊的智慧，會導引至一個完美的健康。

用現代話說，西藏醫學就是能量醫學、信息醫學、靈性醫學。

六、蒙古醫學

蒙古醫學眞實的起源不可考[76]，但相信其中的針灸、草藥、推拿等方式是漢朝以前與匈奴交流留下來的產物，結合蒙古人生活在高寒地區，多戶外活動，多肉食的特點，發展出自己獨特的醫學，基本上也是用草藥、針灸、推拿等方法治病，其中也摻雜著原始薩滿教的儀式，如跳大神。

依據《菩提樹下的藏醫學和蒙古醫學》[77] 一書之研究，蒙古醫

---

[76] https://zh.wikipedia.org/wiki/蒙醫學

學的淵源應來自西藏醫學，蒙醫理論基本上也是以「土、水、火、風、空」五大元素學說為主，認為人體是統一的有機體，其各個部分之間都有密切聯繫，這種相互聯繫和構成，都和五大元素內在規律相關[78]。該理論認為世界一切事物其滋生、演變、發展、終結，都以五種物質之特徵、性能為依據。

蒙古醫學認為五大元素與草藥具有密切關係：「土」是植物吸養之源，生長之本；「水」是植物養料的溶媒，有滋潤營養植物的作用；「火」係植物內的能量、動力的因子，能促使植物華茂成熟；「風」在植物內如生化因子，具有養育植物，助其生長功能；「空」在植物內為間隙管腔之孔道。[79]

從五元學說中可以看出蒙古醫學受印度醫學影響深刻。十四世紀時，曾有多部藏族和印度醫學經典譯成蒙文，同樣，中醫的陰陽五行學說也影響著蒙醫的醫學思想。可見它在發展過程中，吸收了西藏醫學及印度醫學的部分理論和中醫學的知識，而形成了獨特的蒙古醫學。

蒙醫用藥採用「木本植物」比「草本植物」多，多製成丸劑和散劑，不像中醫多用草本植物熬製成湯劑，這種藥比中藥好吃，在清朝宮廷貴族中很受歡迎，所以清朝的首席御醫幾乎都是蒙古醫生，他們的醫術也傳給了在宮中行醫的漢人醫生，這些漢人醫生又把技藝傳到民間。

蒙古醫學理論中以陰陽、五元、三根、七素、三穢是生理、病理、診斷治療原則的辨證理論基礎。也是以「陰陽變化」的相互關係來說明人體的組織結構、生理功能、病理變化疾病的診斷和治療以及確定治療原則。

---

[77] 北京民族出版社，http://www.baike.com/wiki/《菩提树下的藏医学和蒙古医学》

[78] http://encoref10387.pixnet.net/blog/post/161600048-樸素而神奇的蒙古醫學

[79] http://www.legacyofdrxiao.com/?p=2192

「五元」的「土、水、火、風、空」，如上所述。

「三根」是人體賴以進行生命活動的三種能量和基本物質。赫依（其性爲氣）、希拉（其性爲熱，是體溫和組織的熱能）、巴達干（其性寒、濕，滋潤皮膚、濡養組織器官、滑利關節的粘液物質）的簡稱。三根的功能不僅表現在正常的生理活動中，同樣也表現在異常的病理變化中。

「七素（七營）」是構成人體的基礎物質，包括飲食精華、血、肉、脂肪、骨、骨髓及精液。七素在有機體的內部運動中屬陰性範疇，有顯示人體第二特性的作用。七素內部也存在著引起矛盾運動的因素。

「三穢（三泄）」指人體吸收食物的養分後，汗物、殘渣以大便的形式排出體外；存在於人體內的糟粕以尿的形式排出；汗液能使皮膚潤潔，起固表的作用。

在診斷方面包括「望、問、切」。治療方法有消、解、溫、補、和、汗、吐、下、靜、養等。還有多種獨特的療法，如放血療法、火灸療法、穿刺療法、正骨療法、震腦術、罨療（把牛或駱駝的腹腔剖開，將傷者放入，利用其溫施療）等外治法。[80]

蒙古醫學也強調「治未病」、「扶正祛邪」、「調理三根」以及「因人、因時、因地」的治療原則。他們認爲：疾病是在各種致病因素的影響下，三根出現偏盛或偏衰、失去相對平衡的情況產生的，只有保持三根互相協調，才能維持人體正常的生理功能，身體方能健壯無病。

蒙醫將疾病分爲陰性病與陽性病兩大類型。進而又分爲赫依、希拉、巴達干三種病質，這三種病質又可分爲四門、404病、1116證。經過長期臨床實踐，將這些病證歸納爲二十種基本性質。

「赫依（諸風）病」的性質是糙、輕、寒、細、強、動等六種。「希拉（火熱）病」的性質是脂、銳、熱、輕、臭、泄、濕等七種。

---

80 http://www.baike.com/wiki/蒙古族醫學

「巴達乾（痰寒濕）病」的性質是脂、寒、重、鈍、柔、固、粘等七種。

針對這些病質，蒙醫採取多種治療方法和手段。蒙古族有這樣一句諺語：「病之始，始於食不消。藥之源，源於百煎水」，諸如奶食、肉食、骨湯之類，只要食用適當，都可以起到滋補強身、防病治病的作用。

在《蒙古秘史》中，就有用馬奶酒救治受傷大出血昏厥病人的記載。元朝飲膳太醫忽思慧用漢文編著的《飲膳正要》中，記載了各種食物、驗方和蒙古族的大量飲食療法、營養保健膳食等內容。也對平常極易得到的普通食物進行整理、歸納、闡明每一種食物的性、味、有毒無毒以及效用，並附有一百七十幅插圖。此書一直在蒙醫飲食療法中被使用。

用現代語言來說，蒙古醫學也是能量醫學、信息醫學。

學理四：擷取西方輔助醫學核心思想

一、美洲印第安醫學的身心靈理念

依據美國給醫師們參考而發行的自然醫學綜合性教科書《輔助與替代醫學精要（Essentials of Complementary and Alternative Medicine）》一書的敘述[81]，美洲原住民認為一個健康的人是有其目的感知，並遵循心中大靈「原始指令」的指引。

美洲原住民文化的基本原則是「整體性（wholeness）」，因此健康和疾病具有肉體和精神兩個組成部分。他們相信如先天畸形或發育遲緩是與生俱來的疾病，可能是由於家長的不健康或不道德的行為，而此種疾病不容易治療。而且更有一些疾病是「不能治療」的，因為被認為是一種「召喚」，或者疾病是一種「啓蒙」。

乍看之下，美洲原住民醫學認為的疾病似乎充滿迷信，但是以我二十多年來協助成千上萬病人的經驗來說，美洲原住民醫學認為有些疾病是不能治療的，與我在自序中所說的相同，絕對有其背後無形的因素。

但是美洲原住民醫學也不會否認微生物會導致疾病，因為他們認為「細菌也是精靈」，如果病人因為生活不平衡、負面思考及體質虛弱，就很容易受精靈入侵。

印地安Iroquois族認為健康的人會致力於走在美麗、平衡、和諧，保持良好心態的道路上，對世界有正向想法。健康是一種「感

---

81 這本書厚六百多頁，是我執教於聯合國自然醫學大學碩士班時所用的教科書，目前在美國的亞馬遜網路書店仍然有售。https://www.amazon.com/Essentials-Complementary-Alternative-Medicine-Wayne/dp/068330674X

激、尊重和慷慨」，健康是指「恢復身心靈的整體平衡」。

另外一族Cherokee的巫醫認為，疾病的內因主要是負面思考，對自己感到恥辱、絕望、焦慮、抑鬱等。對他人責怪、嫉妒、憤怒等。疾病外因是致病的力量侵入身體、心理、靈性，或三者都有。和中醫認知相同。

美洲原住民療癒師還認識到當今世界、物質界、環境和情緒壓力也增加了致病因素。因此，內因與外因的分類是相對的，不是絕對的。外因也包括環境毒物，指由於心靈蒙上陰影、精神被削弱、呼吸被污染等所引起的疾病。環境毒物也包括不純淨的空氣、水和食物。這也與現代醫學認知的相同。

美洲原住民常提到另一種病因是「違反禁忌」，就是違反文化習俗。阿拉斯加南部的Yupik族認為：「人們因逾越生活規則而帶來疾病，只有通過更正或承認自己的罪行，才有希望治癒身體。」所以言辭刻薄、辱罵他人、暴力也是違反禁忌的，會引起個人、社區和國家疾病。

美洲原住民醫學以巫為醫，以族群故事為醫典，以植物為靈藥，以平等、融合、整體原則為依止[82]。診斷能力依賴於療癒者的直覺、靈敏度和靈性力量，遠超過特定的診斷技術。人們普遍通過夢與幻覺的解釋，或隨機事件的拋硬幣得到預兆。他們視夢為「靈魂的願望」[83]。

美洲原住民診斷的本質不是醫療技術，而是有靈能的療癒師看到病人「眼內的靈性」，透過手來感知能量，和用其心檢測出能量騷動，並和較高的知識來源（星際高靈）溝通。因此，如果只是模仿療癒的動作是無效的，不能輕易教給那些沒有參與原住民傳統的人。

---

82 http://www.airiti.com/teps/ec/ecjnlarticleView.aspx?jnlcattype=0&jnlptype=0
　&Jnltype=0&jnliid=14088&issueiid=159079&atliid=2790890

83 http://www.psygarden.com.tw/book.php?func=visit&bookid=6458a6-
　ffde6d66b2-fe695d7ec2b60193eb3f148bf0d1b449&deepread=6

治療方法像診斷方法一樣多樣化，最常用的方法包括禱告、誦經、音樂、煙燻神聖藥草、草藥、按手、輔導和儀式。

所有原住民認知到療癒來自於大自然和造物主，病人必須改變意識，才能從不健康的身體和精神狀態邁向健康的狀態。

由上可知，美洲原住民醫學就是現代的自然醫學、能量醫學、靈性醫學，這是相傳已久的古典智慧，以我二十多年來的研究與經驗，完全不是迷信，反而符合新時代思想，更能與近年很夯的銀河星際信息連結。我個人就有這樣的經驗，實在值得現代醫學界用心來深思與學習。

以下二至八節，就依序將我二十多年來相繼深入研究的主題做簡要說明。有興趣的朋友可以自行用該名詞搜尋，絕對會看到很多好資料。

二、狄菲立院士的營養藥觀念

2000年末，我正在進行鼻腔放療期間，開始思考如何用《輔助與替代醫學精要》教科書中的精華，替自己找到最實用、有效也具學理的方法，就在11月發現了Nutraceutical這個英文名詞。

這是美國醫學創新基金會主席狄菲立博士（Stephen DeFelice）[84] 創的，他也是美國國家衛生研究院院士[85]。他在《藥物發現：懸而未決的危機（Drug Discovery: the Pending Crisis）》[86] 一書中，就提醒大眾要注意現代藥物的危機：「我們目前的藥物系統幾乎不是為了治癒我們面臨的重大疾病而設計的」，這句話值得大家深思。

---

84 http://www.fimdefelice.org/p2385.html

85 我在網路上找不到狄菲立醫師的出生年代，只看到他於1954年讀大學，1961年獲得醫學博士學位，換算一下，今年可能八十七歲了，還健在。

86 https://www.amazon.com/Drug-discovery-pending-Stephen-DeFelice/dp/B0006C4TRM

他在上世紀八〇年代，看到美國市售營養品充斥，美國人每年花費數百億在購買各式各樣的營養品，但是這些營養品只能提供最基本的營養補充而已，根本沒有實質上預防疾病與維持健康的功效。

於是在1989年，提出Nutraceutical這個新詞，係由「營養nutrition」的字首與「藥物pharmaceutical」的字尾組成，這個英文新詞按照字面譯成中文是「營養藥物」，也就是說具備西藥的有效性與營養素的安全性，也可以簡稱為「營養藥」。

他定義Nutraceutical是「取自食物或食物的一部分，可以作為飲食補充劑，具有醫療或健康益處，包括疾病的預防和治療」。[87]

然而台灣坊間一般譯為「營養醫學」或是「功能性食品、營養保健品」，但我始終覺得不中肯。

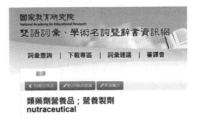

後來在教育部國家教育研究院的網站上查到翻譯為「類藥劑營養品；營養製劑」，實在譯得非常貼切。因此我就兩者混合使用。

1989年，美國政府定義Nutraceutical為：「利用食物中的成分來做為無副作用的醫學及健康用途，包括疾病的預防及治療。」後來這個名詞被收錄在牛津英語辭典裡[88]。

1996年，加拿大政府定義為：「萃取或純化自食物之營養產品，以醫藥的型態供應，具有預防慢性疾病及保護的功效。」他們認為，營養藥與功能醫學沒有法律上的區別。

美國克里門營養醫學中心（Clement Nutraceutical Center）的使命為：「使Nutraceuticals類藥劑營養品成為美國主流醫療保健的一個組成部分，並提供一個基礎與應用研究、臨床試驗、重要計畫的環

---

87 http://www.nutraceuticalsworld.com/contents/view_health-e-insights/2011-10-28/an-interview-with-dr-stephen-defelice.「Nutraceutical is a food or part of a food such as a dietary supplement that has a medical or health benefit including the prevention and treatment of disease.」

88 https://www.britannica.com/science/nutraceutical

境。」[89]

　　以上所有定義，都提到「來自食物」的成分，這也告訴我們必須使用「天然蔬果」為原料的營養製劑才符合食用條件。因此市面上一般販售的營養品絕大多是化學合成的，就不具備類藥劑營養素的資格。

　　後來美國眾議院就以「A Nutraceutical a day may keep the doctor away（每天一粒營養藥，醫生永遠離開我）」為題，指出有越來越多的消費者轉向食用類藥劑營養品，來改善藥品失效的狀況[90]。

　　我在2000年底就開始詳細研究狄菲立醫師的醫學創新基金會網站，以及搜尋Nutraceutical這個名詞，想要找到合適的製品，可惜當時的台灣市面上根本找不到這樣的營養品，搜尋外國網站也不多，只好退而求其次，運用狄菲立院士的理念，自身多多攝取天然原料製成的維生素、礦物質、Q10、脂肪酸等，把細胞養健康。

三、包林博士的分子矯正醫學

　　就在2001年初，我搜尋到美國包林博士（Linus C. Pauling,1901--1994）[91] 首創orthomolecular這個字。覺得很好奇，於是一頭又栽進去研究。

　　包林博士是國際著名理論化學家和結構生物學的先驅。1954年因為在化學鍵方面的傑出研究成果，獲得諾貝爾化學獎[92]。後來又獲得和平獎。

　　1968年，包林博士在《科學（Science）》雜誌發表一篇〈分

---

89 http://www.clemson.edu/NNC/index.html

90 http://www.ncbi.nlm.nih.gov/pmc/articles/PMC1369156/

91 包林博士活了九十三歲，夫人活了八十六歲。當年抨擊他的所有醫界人士都比他們短命。

92 http://lpi.oregonstate.edu/linus-pauling-biography

子矯正精神病學（Orthomolecular psychiatry）〉的論文，首度提出
Orthomolecular Medicine（分子矯正醫學）這個名詞[93]，後來也運用
在大劑量維他命療法（Megavitamin Therapy）、膳食補充劑等理論
上。他說：

　　「藉由攝取天然維生素、礦物質、微量元素、胺基酸、酵素及荷
爾蒙等有效營養分子，才能矯正身體各細胞的生理需要，以達療養的
效果。」

　　然而這些新理論不是當時常規醫療人員所了解的，遂成為上世紀
七〇年代頗受爭議的論題[94]。

　　分子矯正醫學著重於細胞中的營養生化調節，強調生病的原因是
細胞缺乏營養素以及彼此失去有效的溝通及協調。所以，要去尋找細
胞失衡的原因，再給予細胞需要的正確營養，細胞回復健康後，病症
就自動消失。

　　看到這個學理，我很高興，這正是中醫所講的從細胞「治本」。
以大家熟知的疾病為例說明，缺鈣會導致骨質疏鬆，缺鐵會導致貧
血，心臟衰竭是因為缺乏把鈣、鎂傳入心肌的能力，因此，只要每天
攝取足量的礦物質鈣、鐵、鎂，就可以使細胞轉為健康，症狀自然消
除。

　　美國參議院營養問題特別委員會以世界性的規模，來研究「營養
與人類需求（Nutrition and Human Needs）」的關係[95]。經過二年的
調查，該委員會發表長達五千多頁的《麥高文報告》[96]，這是人類有
史以來最龐大的飲食健康報告書，震撼了全美國及國際醫藥界、營養

---

93 大陸譯為「正分子醫學」，台灣習慣使用「分子矯正醫學」。

94 包林博士提出大劑量營養素療法，遭受當時的醫學界、營養學界抨擊，
　　然而他活了九十三歲，夫人活了八十六歲，當年抨擊他的所有醫界人士
　　都比他們短命。

95 http://www.buddha.twmail.cc/1-2/research.htm

96 可參閱視頻http://my.tv.sohu.com/us/5872460/60820553.shtml

學界。

報告書寫道：[97]

現代慢性病其實就是細胞代謝異常的疾病，起因於營養的代謝
失衡。對於此種失衡，不能用應付細菌的方法治療，因為它是
身體本身質變引起的疾病。

從前的營養問題主要是熱量不足，現在的疾病問題則完全在於
營養不均或不良。……從前的醫學完全忽視了膳食與疾病的關
連，此種對根本問題的忽視，可說是只有一雙眼睛的醫學。例
如在美國醫學院，只有4%把營養課程當作必修科目；高達25-
50%的醫院，供應住院病人的飲食在營養學上是錯誤的，因此
疾病沒有治好或延遲治癒的例子很多。

因為二十世紀偏頗的思考路線支配了醫學界，此種擊退細菌的
醫學觀念，只會產生出不具有營養知識的醫師。遺憾的是，醫
學界不僅沒有發覺到其片面性，還以為那就是非常進步的近代
醫學，以致往往只掌握了疾病的半面。……未來顯然要考慮到
細胞的營養及代謝問題，才是人類的最新的醫學。

這一份調查報告講的非常清楚，只要人體細胞擁有良好的生態
及正常均衡的營養，基本上是不會患病的。而調節營養平衡的主
角，就是維生素與礦物質（還需水與氧氣的補助）。這種著眼於細
胞營養的充足與平衡，從事生物學細胞營養的研究，就是分子矯正
醫學的宗旨[98]。

包林博士的「分子矯正醫學」新觀念，在當時帶給美國及國際醫

---

[97] http://www.baike.com/wiki/分子矫正医学

[98] 有關細胞分子矯正醫學，可以閱覽下列網站：http://www.orthomolecular.
org/、http://lpi.oregonstate.edu/、http://www.orthomed.org/isom/
isom.html、http://orthomolecularvitamincentre.com/、http://www.
orthomolecularhealth.com/、http://www.orthomed.org/jom/jom.html、https://
www.csom.ca/

學與營養學界，甚至美國人民極大的震撼，然而受到製藥廠與政治掛勾的打壓。

當我看到包林博士的Orthomolecular Medicine與狄菲立院士的Nutraceutical基本立論相同，非常高興，已經指出明確的方向，但是要如何找到此種營養品呢？當時台灣市場上根本沒有。

因此我只好先整合兩者的學理，就是要多攝取胺基酸、維生素、礦物質、微量元素、脂肪酸等，原料必須天然的，提出「先把細胞養健康，身體自然會健康」的觀念。

於是花不少時間到各種藥局和藥粧店去巡禮，拿起各種營養品檢視它們的成分，最後總是令我遺憾，(1)胺基酸營養品在台灣非常少，有只含四至八種而已，離完全胺基酸二十四種太遠了。(2)大多數的維生素與礦物質全是化學合成的，根本不符合類藥劑營養品的條件。(3)鈣片大多是動物性的碳酸鈣，不是植物性的檸檬酸鈣或葡萄糖酸鈣。(4)都有各式各樣的添加物。

在此調研期間，也發現台灣本土營養品的品質要比美國的好，因此都跟學生講不要買美國的，寧可支持台灣自己的廠商。因此，我就從台灣本土廠商中找一些較好的營養品來食用。

當年我在網路搜尋Orthomolecular Medicine時，就直覺認爲這是正確的回復健康之道，也從此孜孜研究，經過多年實證與整合，我將「分子矯正醫學」與「類藥劑營養學」整合，稱爲「細胞分子類藥劑營養素矯正（Orthomolecular Nutraceutical）」，用這樣的學理來建構全健康科學理論與實踐方法，提供適合每個人不同病況的高劑量天然活性營養調理配方，已經協助很多病人回復健康的身體。

四、布德維醫師的克癌飲食

2002年搜尋到德國著名醫學家、生化學家及物理學家布德維醫生（Johanna Budwig，1908--2003）[99] 的飲食療法。她是歐洲研究油脂與營養的權威機構主持人[100]。一生致力研究癌症與脂肪的關係，推

廣自然食物，反對過度加工的食品，並以獨特的陽光理論，闡述食物與陽光的關係。

在網站上才知道早在1951年，布德維醫師就找出癌症生化敗壞點，不但在試管中可以證明；在實際臨床實驗中也能證明，當時就知道癌症是很容易治療的。1967年，布德維醫師在接受德國南部網路電台訪問時，就形容她的病人都是在手術和電療失敗後，才來找她的：「即使是瀕臨死亡，在接受亞麻籽油和乳酪療法之後，最多幾個月，大約90%的病人都能恢復健康。」

布德維醫師認為大部分的慢性病肇因於：(1)現代工業大規模生產加工的食品。(2)品質不良的營養與食物（如油炸、剩餐等）。(3)農業，化學肥料、殺蟲劑、防腐劑等的殘餘。(4)遠離陽光的生活方式。[101]

1952年，布德維醫生從公職退休，自開診所，提倡了神奇的治癌防癌方法，完全利用營養矯正的方法，在幾十年中成功治療了無數末期癌症、心臟病、關節炎病人，而這些病人都是被常規醫院宣布為無希望治癒的。

她與著名的奧地利的自然療法師魯道夫・布魯士（Rudolf Breuss，1900-1992）[102]，挑戰傳統西醫的致癌及治癌理論，並抨論化學療法之不當。然而由於布德維療法崇尚自然、純淨、無污染，抵制化學方法，這樣的治療缺乏商業價值，因此被貪婪的油脂廠、製藥廠和虛偽的醫學專家所不容，多次被告到法院，但是法官認為布德維博士的療法沒有偏離醫學與科學，而且常具實際結果，每次被告都獲無罪結案。

布德維博士的信念是：「在未來，我很確信，癌症的研究將變成

---

99 布德維依照自己提出的理論生活，活了九十五歲。當年告她的醫界人士都比她短命。

100 http://www.budwigcenter.com/johanna-budwig-biography/#.VWbL5s-qqt4

101 以現代觀點來看，這些病因仍然是正確的。

102 http://www.books.com.tw/products/0010483480

簡單的事，能很簡單清楚地被每個人瞭解。我給癌症病人簡單的自然食物，使用最大可能的簡單。」103

她首先發現健康的人血液擁有較高的「Ω-3脂肪酸」，這是人體無法自行製造的必需脂肪酸，病人血液中的含量會比較低。同時發現最好的脂肪酸來自亞麻仁油，富含大量Ω-3與大量電子的不飽和脂肪酸。

布德維醫師有個非常重要的發現，就是「陽光」的重要性。長久以來「陽光」已被大家遺忘與忽視，甚至誤解，布德維重新提醒大家，陽光是健康的原動力。她說：

陽光的治癒力是藉由人體與太陽能電子的共振，把太陽電子吸收並儲存下來。相同波長的電子才能互相吸引而產生磁場。

人體本身帶有越多與太陽能電子相同波長的物質，則共振波動越好，要吸收更多的太陽能電子，就必須吃更多與太陽能電子相同波長的食物，來與太陽能電子共振。

這個理論與中國傳統的「天人合一」頗為近似，人體具有能量場、人吃的東西也有能量場，都必須與大自然的磁場合而為一，這就是同頻共振（in tune）的現象，也是身體自然健康的必要條件。

布德維醫師研究正常人和重病者的血液差異，發現重病患者（包括癌症、糖尿症、肝癌前症），總是缺少亞油酸和正常細胞分裂所需的磷脂（phosphatides）及造血所需的白蛋白。

沒有正常的磷脂，癌細胞就會迅速擴散；沒有白蛋白（亞油酸和磺胺蛋白的混合物），血液就出現奇怪的黃綠色物質；沒有亞油酸，身體就不能製造血紅素，沒有血紅素就不能輸送氧氣。所以患者顯出衰弱和貧血，終於死亡。而健康者的血液中總是含有足量的蛋白質和必要脂肪酸。

---

103 In the future, cancer research — I am firmly convinced of this — will become a very simple matter, clearly and easily understood by everyone. I give cancer patients simple, natural foods, using the greatest possible simplicity.

因此她的方法被稱爲「布德維飲食（Budwig diet）」[104]，數十年來在歐洲非常出名，早已廣泛的用來預防和治療各種慢性病，而且風行到現在。

諾貝爾醫學獎得主奧圖瓦伯（Otto Heinrich Warburg）的獲獎原因，就是證實了「會造成癌症或糖尿症的脂肪退化，損害性的氧化功能，必須要有良質脂肪才能修復」。[105]

不過2002年時在台灣找不到符合條件的Ω-3脂肪酸，我就放棄此種食療。不過她提倡的要多攝取必需脂肪酸，要多晒陽光，倒是不能放棄。我也經常去大賣場尋找有沒有符合條件的鮮cheese、冷榨亞麻籽油、有機乳清蛋白粉、Ω-3油等，最好是從歐洲進口的。

五、雷斯博士的營養素療法

有了上述三位醫學專家的理論基礎，就讓我非常有信心，相信深入研究這些理論與做法是對的。就在2004年初某一天，與台北醫學大學林佳谷教授、自然醫學雜誌社何永慶社長在喝咖啡聊事情時，誕生成立「中華自然醫學教育學會」的構想[106]，於是向內政部申請，當年6月核准設立，這是台灣第一個自然醫學社團。當時我認爲要讓大眾明白自然醫學，「教育」是第一步，因此必須建構適用於台灣的自然醫學教育體系。

那時我又搜尋到雷斯博士（Matias Rath）的「營養素療法」，他畢業於德國漢堡大學醫學院，是國際知名學者，九〇年代時來到美

---

104 http://www.cancerresearchuk.org/about-cancer/cancers-in-general/cancer-questions/what-is-the-budwig-diet

105 http://www.nobelprize.org/nobel_prizes/medicine/laureates/1931/warburg-bio.htm

106 很可惜，內政部規定理事長只能連任一次，因此18年來換過幾任理事長之後，當初的自然醫學教育理念走偏了，只能惋惜，不便多言。

國，後來也成爲美國紐約科學院院士。2001年健康自由倡導團體美國預防醫學協會和國家替代醫學基金會授予他自由堡壘獎（Bulwark of Liberty Award）。

雷斯博士開發了自品牌營養品，成立了雷斯博士健康基金會（Dr. Rath Health Foundation）和雷斯博士研究所（Dr. Rath Research Institute）107，致力於「細胞醫學（Cell Medicine）」的專利開發與資助營養研究。

他領導「營養和細胞醫學」研究發展機構，集中在動脈粥樣硬化和心腦血管疾病的研究，目前研究團隊已經確定了常見慢性疾病主要是因微量礦物質的缺乏所造成的：動脈硬化、高血壓、心臟衰竭、心跳不規則、糖尿病、骨質疏鬆、癌症、免疫缺陷、各種感染性疾病（包括艾滋病）108。

雷斯博士數十年來由於經常揭露製藥業的龐大利益眞相，因此不斷遭到製藥業、利益媒體和政治利益相關團體的攻擊，然而不但沒有事情，他的成就已被國際所公認，又被邀請擔任幾個國際科學期刊的編審109，證明他所提倡的理念是正確的。

雷斯博士在授受媒體訪談時說：

「我是一名醫生和科學家，對人類的第一個貢獻是在自然保健和治療心血管疾病方面的發現，可以確實根除心臟病、心臟意外、高血壓、心力衰竭、心率不整及其他各種相關的疾病。」

又說：「我對人類的第二個貢獻是：揭露製藥業這個世界最大的投資行業及他們對人類的欺騙行爲。製藥行業表面上是保護大眾的健康，實際上疾病的存在才是他們眞正的市場。」

---

107 http://www.drrathresearch.org/ 及https://en.wikipedia.org/wiki/Matthias_Rath

108 http://www4.dr-rath-foundation.org/THE_FOUNDATION/About_Dr_Matthias_Rath/dr_rath.htm

109 http://www4.dr-rath-foundation.org/THE_FOUNDATION/About_The_Dr_Rath_Health_Foundation/about.htm

雷斯博士與包林博士早在九〇年代，就確認細胞缺乏營養會導致疾病，當時包林博士對他說：「你的發現非常重要，但卻威脅到整個製藥工業，有朝一日，他們爲了避免你的發現被普遍接受，甚至可能爆發戰爭。」

雷斯博士認爲，現代醫學忽略了健康或疾病並非在於臟器，也不光是細菌病毒，而是在於構成這些臟器的「細胞弱化」，細胞功能弱化與損害後導致疾病發生的最重要原因，是在於「細胞缺乏生物能量」，其中最重要的就是維生素、礦物質、微量元素和胺基酸的不足。

雷斯博士十多年來雖然受到製藥產業及政客的攻擊，也可以搜尋到污衊他的網頁文章，但是他的成就已受到國際公認[110]。

以下是雷斯博士接受訪談的部份內容，用第一人稱表述：

1、膽固醇藥物是市場謊言

在降低膽固醇藥物的製藥商影響下，醫生被告知膽固醇高會破壞血管壁，這是一個製藥業的市場行銷謊言。大家想想如果膽固醇高會破壞血管壁，那麼我們全身的血管包括鼻、耳、膝蓋、肘、手指及身體任何器官將會全面阻塞，不會僅僅只發生在心臟或大腦血管。

動物不會患心臟病，是它們能夠在自己體內產生足量的維他命C，由於人類體內不能自行產生這種維他命，食物中又經常缺乏。所以「膽固醇偏高的原因是體內缺乏維他命C」。

維他命C是維持血管及器官（包括心臟）穩定的主要營養成分，它負責膠原、彈力蛋白及其他結締組織的分子合成。維他命C越多，膠原蛋白就越多，血管壁就越穩定，心臟病的發病率也就越低。

---

110 http://www.drrathresearch.org/drrath/biography.html：「After having been attacked for more than a decade from the stakeholders of pharmaceutical medicine, media and politics, his achievements are now being internationally recognized.」

2、胺基酸的重要

　　若干年前，我曾經發表一些報告，說明無論什麼癌症，所有的癌細胞都是以同樣的方式擴散，就是使用「生物剪（膠原蛋白消化酶）」來穿過人體的組織分子（膠原蛋白），達到擴散的目的。

　　若癌症類型越具侵略性，就會產生越多這樣的「膠原蛋白消化酶」，如果多多食用胺基酸中的賴胺酸（離胺酸）與脯胺酸，並結合維他命C和其他某些微量元素，就可以減少或完全阻斷癌症消化酶對身體組織構成的破壞。

　　在癌症領域中，我在1993年發表使用賴胺酸和其他微量元素來自然阻斷癌細胞的這一發現，到了2002年3月8日才被世界發行量最大的報紙《今日美國（USA Today）》，以整版篇幅刊登這項科學突破。隨後《國際癌細胞（Cancer Cell International）》期刊也提出賴胺酸的抗腫瘤效果。[111]

3、製藥業的真相

　　在科學界的領域內，我所提倡的理論沒有遇到任何反對的意見。但是來自製藥業的反對意見卻很強烈。製藥業將天然的、非專利的健康療法極力地加以封鎖並禁止，透過政治力制定法律保障他們「只有藥品可以宣稱療效」的獨家利益，因為疾病一旦消除，藥物市場隨即消失，製藥業就要倒閉。

　　二十世紀初，洛克菲勒集團控制了美國和許多其他國家大部分的石油市場，在獲利數萬億美元的利潤下，他們在二次大戰後又發展了一個更大的新市場產業——「人的身體」。

　　短短幾十年間，這些利益集團透過其在醫院、媒體和政界的影響，已經控制了整個醫藥產業。目前全球市場80%的藥物沒有可供證明的療效，只能掩蓋症狀，就是治標不治本。這一事實導致當今最常見的疾病（心血管疾病、癌症、艾滋病和許多其他疾病）並未有效受

---

111 http://www.victory-over-cancer.org/studies/index.php?p=1

到控制，只是繼續不斷地漫延。

科學界早在一百年前就發現，維他命和基本營養素是使細胞新陳代謝處於最佳狀態所需要的，如果細胞的新陳代謝缺少了這些基本營養分子，細胞就會衰弱而將導致疾病。但製藥業的老闆們意識到這一點，便開始阻礙這種挽救生命的正確訊息傳播給全世界的人們。

另外，製藥業在美國透過私立醫學院（如長春藤聯盟大學，如哈佛、耶魯、梅約醫院等），很容易地就將藥物醫療觀點傳播到全世界，醫療教學越來越強調依靠藥物。

4、醫師缺乏營養知識

過去幾十年中，沒幾個醫生知道1937年諾貝爾獎，是頒給研究維他命C在細胞新陳代謝中的作用。將近一個世紀以來，醫學院畢業的醫生，竟沒有修習任何有關維生素、礦物質、微量元素在挽救生命中的作用和有益健康方面的知識。足見製藥業對全球醫學教育有著很強的控制及深遠的影響。

全世界七十多億人口，沒有幾個人知道人體不能製造維他命C，它是預防心臟病、心臟意外和其他心血管問題的主要因素。也幾乎沒幾個人知道人體不能製造八種必需胺基酸，這是蛋白質的基本組成成分，同時也是預防癌細胞在人體內擴散的重要元素之一。

癌症是目前工業化社會的第一大流行病，癌症末期病人所需的藥物，也是製藥業高利潤的市場之一。因此他們用盡方法，禁止所有能預防並消除疾病的自然的、非專利的自然醫學方法。

我有了以上狄菲立院士的類藥劑營養素、包林博士的分子矯正醫學、布德維醫師的克癌飲食、雷斯博士的營養素細胞療法，加上多年來親自使用不同營養品的經驗，以及協助很多病人回復健康的體會，於是在2005年與朋友成立台灣全我中心，協助大眾獲得身心靈整體健康為述求，開始進行更實用的學理建構，以及研發能矯正細胞分子的類藥劑營養品。

綜合上述學理，在營養品方面，我們第一批研發「胺基酸、食物型態維生素C、食物型態微量元素硒」，第二批研發「食物型態維生素B群、輔酵素Q10、益生菌」等。十八年來，自己天天食用，所有見到我的人都不相信我已經七十五歲了，很多老朋友在多年後見到我，都會說怎麼沒有老。

其實很簡單，把細胞養健康，身體就健康！

六、馬歇爾博士的量子營養效應

2011年，又搜尋到馬歇爾博士（Dr. Robert J. Marshall）在國際生物能大會（International Bioenergetics Conference）上發表〈量子營養效應（The Quantum Nutrition Effect）〉的論文，他提出「具有量子態品質（Quantum-State Quality）的植物營養素，才是具有能使身體器官和腺體達到理想的細胞共振（cellular resonance），從而幫助實現健康質量上的大飛躍」。

當時我立馬直覺就認為這是正確的，於是開始深入研究。

馬歇爾博士有三個重要新觀念必須介紹[112]，方能了解其內涵：

1、**量子態植物營養素（Quantum-State Phytonutrients）**：這是指真正能讓身體恢復和維持理想的細胞共振營養素，必須是以天然蔬果為原料，不能用化學合成原料。

美國曾經對五千種以上不同的市售營養品做研究，符合理想的共振頻率的營養素（包括植物、草藥、微生物菌群等）低於1%。《美國營養醫學會刊（Journal of the American Nutraceutical Association）》指出：「從一般健康食品店隨機測試的一百九十六種維他命補充劑，只有五種是無毒且有效的。其他一百九十一種產品（約97%）是有毒的、或是無效的、或既有毒又無效」[113]。

---

112 http://www.qnhshop.com/Quantum-Nutrition-Effect-QNHshop.com.html

因此估計營養品市場上最多只有2%的營養品值得購買。所以食用一般市售營養品反而有害。

2、細胞共振（cellular resonance）：分子細胞學研究表明，我們身體裡億萬個細胞不只是生物態結構，更重要的是有一個「理想共振頻率」，能夠產生細胞共振效應的營養品才對細胞有幫助。

因為細胞要的不只是「有形的營養成分」，同時也需要「無形的諧振頻率」。所以，若是食用品質差的營養品（合成的、缺乏活性的、有化學添加劑的），就會挫傷細胞的諧振頻率，使細胞變弱，最後導至生病。研究又得知，複方營養品協同效應遠大於單方總和的2～100倍以上，這就是營養素之間量子效應的發揮。如果是具有量子態的天然營養素，能讓細胞吸收此種物質的營養，以及營養素的共振頻率，才能讓細胞充滿活力，活得更久。而能使細胞達到理想共振頻率的唯一來源，就是天然原料的營養素。

3、光場（Light field）：1939年，前蘇聯電子工程師克里安與妻子范倫緹娜（Semyon Kirlian, Valentina Kirlian）[114]，意外發現以一個能產生15,000~100,000伏特高電壓、低電流、高頻率的設備，把一個物體——例如一個人的手掌，放在感光乳膠上，所拍攝的照片會產生一團光暈，顯示出物體與人體電磁場的能量放射狀態。而最令人驚異的例子，被裁掉一小部份的葉子，在克里安照片中也呈現完整模樣。從此就被全世界稱為Kirlian Photography（克里安照相術）[115]。

---

113 https://books.google.com.tw/books?id=9GahAgAAQBAJ&pg=PA325&lpg=PA325&dq=Journal+of+the+American+Nutraceutical+Association+++ 1999+++winter&source=bl&ots=cKdVzgXhyg&sig=G5Xbuk68jFvm6OL-EpDMHYrpr1M&hl=zh-TW&sa=X&ved=0ahUKEwjsy5yYlejKAhWGq6YKHSEzCuUQ6AEINjAD#v=onepage&q=Journal%20of%20the%20American%20Nutraceutical%20Association%20%20%201999%20%20%20winter&f=false

114 https://en.wikipedia.org/wiki/Kirlian_photography

克里安照相術提供了一種檢查「量子能量」的方法，科學家發現越是具有天然活性的營養品顯示出更多的能量，而化學營養品只有很微弱的能量。因此也揭示了「量子態營養品」與「化學營養品」發光模式的不同。

德國Kaiserslautern大學生物物理學家波卜博士（Fritz-Alpert Popp）[116] 及其它單位進行的突破性實驗，已經證明了健康的細胞會釋放出「光」，這不是肉眼可見的光，而是用高精密光學設備才能量測出來的光譜。這一項新研究顯示，食用化學合成的或品質差的營養素，開始吃的時候會刺激細胞的DNA，因此會讓食用者感覺很有效。然而研究表明，被初始刺激後的細胞DNA，大約三個月後就沒有感覺，因為化學營養品的無效性與毒性，會使細胞惡化的更快，反而造成日後更大疾病。

量子營養實驗室（Quantum Nutrition Labs）呼籲大家不要再吃垃圾營養品了，他們指出目前一般人每日食用的維他命都是化學合成的，都是在工廠裡用不良化學原料造出來的，人體吸收利用率很低，長期食用的話，會使人老化更快並產生更多問題。[117]

2011年，當我看到這個新理論，馬上啟發了全我中心研發同仁，必須朝具有「細胞共振效能」的營養品方向去思考。這是一個劃時代的理論，「用量子思維思考營養品」，這是一般食品營養學尚未觸及的新境界。

---

[115] 克里安當時認為照片上呈現的光暈是由生物能場所造成，而這種技術能捕捉到被攝物的生命能量狀態。不過現在一般相信，克里安拍攝到的僅是人和物體最基本的能量場，即乙太體，而人體週邊尚有更高層次的能量體。

[116] https://de.wikipedia.org/wiki/Fritz-Albert_Popp

[117] http://www.qnlabs.com/store/

七、亞伯蘭博士的頻率療法

就在2016年某一天，我突然找到一百年前美國史丹福大學藥學系主任亞伯蘭（Albert Abrams，1863－1924）的資料。他是德國醫學博士，回到美國加州後擔任病理學教授，1889年當選爲加州醫學會副主席，1893年被任命爲舊金山醫學外科協會主席。在二十世紀初期，他已成爲一位受人尊敬的專家教授。

1916年，他出版著作《診斷和治療的新概念（New Concepts in Diagnosis and Treatment）》[118]，發明了稱爲「振盪器（Oscilloclast）」和放射器（Radioclast）」的儀器而聞名，在流行的高峰期，超過三千名醫生使用了振盪器，此儀器能夠檢測出如癌症尚處於早期還沒有產生症狀時的狀況，其技術能夠將藥物的有益能量頻率轉移給患者，而無需患者攝取化學藥物，就能治好疾病。

亞伯蘭博士認爲：「每一種疾病都有一個特定頻率，治療的藥也有一個特定頻率。只要把不正常的疾病頻率給平衡過來，疾病就會好了」，又説「人生病時，可以不用吃藥，只要吃藥的頻率就行了！」

他稱疾病頻率爲「速率」，平衡速率的爲「密碼」。例如，通過他的技術，將奎寧的頻率轉移到瘧疾患者身上，取得了驚人的治癒效果。這種更微妙的能量順勢療法，使患者免於藥物產生的毒副作用。這也應證了愛因斯坦在上世紀初提出的「未來醫學是頻率醫學（Future Medicine will be the Medicine of Frequencies）」的高見。

儘管亞伯蘭教授被證明有數以千計的成功案例。然而當時的整個美國醫學領域都在抹黑他，反對聲浪如海潮攻擊他。他的名字和他著作遭到誹謗。他撰寫論文向美國醫學會期刊投稿了十六次，被退稿了十六次。美國醫學會認爲他「毫無科學根據，可能是巫術」，也批評他是「欺詐性的美國醫生」和「庸醫」。

---

[118] https://books.google.com.tw/books?id=xNOAOd2dAWkC&dq=%22Albert+Abrams%22+persecution&pg=PR10&redir_esc=y

當我看到這些報導，內心悽悽焉，這與許多非常有效的自然療法醫師受到西醫藥界的打擊一樣，儘管這些非醫院對抗醫學的療法能消除病人的疾病，但卻不容於利益掛帥的現代醫療集團。因為如果西醫界採納亞伯蘭博士的理論，不啻是掀起醫療革命，為了保障醫藥團體的龐大利益，當然要否定他。

在亞伯蘭博士逝世後約二十多年，杜龍博士（Ruth Drown）運用他的學理，將儀器更名為無線電子學（radionics），成立一家公司來做農業技術的新應用。利用無線電頻率，他們成功地解決了害蟲問題，無需對農作物施灑殺蟲劑。農民都非常很滿意！119

今天，已有越來越多人知道這項技術，用頻率或音樂施作於植物、養雞、養鴨鵝、養魚等多個農業項目。相信很多人都不會陌生。

亞伯蘭博士精妙的偉大發明，被視為偉大思想家之一，在世時一直被美國醫學會傷害。然而過世數十年後，因為量子力學取得了科學界領導的地位，才使得亞伯蘭的醫理終於敗部復活，被推崇為「量子醫學之父」！

史丹福大學圖書館網站上有「關於Albert Abrams的材料集（Collection of materials relating to Albert Abrams）」120，有興趣讀者可以去搜尋。

八、美國輔助與整合健康中心的項目

我在聯合國自然醫學大學執教期間，就找到美國衛生研究院（NIH）下設「輔助與替代醫學中心（NCCAM）」121 的資料，這是

---

119 https://subtle.energy/albert-abrams-radionics-technology/

120 https://searchworks.stanford.edu/view/13144856

121 NCCIH原本稱為「輔助與替代醫學中心National Center for Complementary and Alternative Medicine，不知何時把「醫學」去掉，改為National Center for Complementary and Integrative Health。，應該是受到營養品廠商的壓力。

聯邦政府對於輔助和整合保健方法的科學研究領導機構，其項目分類為[122]：

1、天然製品（Natural products）：包括各種草藥、維生素、礦物質、益生菌和其他天然製品做特殊攝取的療法。在過去NCCAM時期的定義裡，在櫃檯銷售的一般膳食補充品，如滿足每天最低要求的多種維生素，或促進骨骼健康的鈣營養品，並不被認為是輔助與替代醫學產品。但是改稱為輔助與整合健康中心（NCCIH）之後卻寫出這樣的句子：「以及一般銷售的膳食補充劑」[123]。

2、心身操作（Mind-body Practice）：是以整體健康的方法探討心與身之間的相互作用，前提是認定心思可以影響身體的功能和症狀。項目包括瑜伽、整脊、整骨、冥想、按摩、針灸、放鬆技巧、太極、氣功、觸療、催眠、運動療法等。特徵是操控身體部位的動作。

3、其它輔助健康方法（Other Complementary Health Approaches）：存在於不同的文化和傳統裡，具有完整的理論系統和實踐經驗，但西方常規醫學比較難以理解。包括古代的傳統療法、印度阿育吠陀醫學、傳統中華醫藥，以及近代的順勢療法和自然療法。

　　必須注意的是該中心並沒有列入「飲食療法」，如市面上流行的水果療法、生機飲食、長壽飲食法、沖繩飲食、蛋奶素食、素食、低脂飲食、低碳水化合物飲食等等。或許從嚴格的觀點來說，這些只是日常生活應該注意的飲食習慣而已，不能稱之為自然療法[124]。

---

122 https://nccih.nih.gov/health/whatiscam#term

123 在NCCAM時期「天然製品」這一項的最後一句有註明「不過很多在櫃台銷售的膳食補充品不能視為CAM（are not thought of as CAM）」，或許是美國營養品大廠施壓，才改為現在文句。

124 問題就出在市面上很多人把這些自然飲食當作自然療法，耽誤不少人的健康。

九、類藥劑細胞營養矯正必成為未來主流

二十多年來，我運用上述這麼多種紮實的學理，以及獨特的天然營養素配方，協助很多病友回復健康。不過我也經常交代病人，也不能忽視西醫治療，絕對不能像市面有些人號稱不要去給西醫看，宣傳吃他們的東西就能把腫瘤治好。這是必須慎思明辨的。

我的理論是：如果西醫的治療占50%成功率，加上食用「純天然量子態活性類藥劑營養素」來矯正病態細胞，能夠再提升30-50%成功率，達到80-100%，那還怕什麼？我自己就是活生生的好例子。

所以病人找我時，都會先問：「醫生怎麼說？」因為我要知道西醫的診斷狀況，然後才能依據分子矯正營養製劑治療學理，提供給病人最適合的攝取建議。

不過有些人聽到「營養治療」四個字時，會懷疑地問：「營養怎麼治病呀？」這就是醫藥業長期透過不內行的政府官員，灌輸給世人的錯誤觀念。通常我都這樣反問：「西藥發明至今不超過一百年，在這之前有誰用西藥來治病的？」

古代醫學一向都有「食補=藥補」的方法，這就是古醫者認為運用加強食物營養補充來調理身體機能，比藉用藥物強行介入要適合人體。

其實美國華盛頓大學早就有「營養治療（Nutritional Therapy）」的正式課程，此觀念也逐漸受到重視，也有很多深入研究的文獻，一些以往被認為是慢性醫療的營養調理，也被拿來當作對付急症的積極工具。

國際醫學界已經知道針對不同疾病設計不同的營養處方，在慢性病的照顧上，如糖尿病、高血壓，飲食等都很重要。所以也出現了「醫用營養療法（Medical Nutrition Therapy）」的新理論，這是美國營養與飲食研究院（Academy of Nutrition and Dietetics）於1994年引入的，該研究院是美國最大的註冊營養師和其他有資格的食品和營養專業人士組成[125]。

現代營養治療大師韋默博士（Dr. Douglas W. Wilmore）[126] 提出新的營養治療方向：(1)要儘量經胃腸道給予營養；(2)要減少多餘的熱量攝取；(3)個別補充營養素，不要一味提供高熱量食品；(4)給予營養品要當作藥品一樣小心，發揮它的功能；(5)給予微量元素來提高三大營養素的效能；(6)手術前建立完整的營養支持。

這也是我多年來提供給各式各樣病人的營養支持的基本原則，必須針對不同的病人，為他們量身訂做分子矯正營養劑配方，才能達到最佳效果。當然這涉及深奧的學理，不是坊間一般營養品銷售人員有能力做到的。

十、市售多數營養品的真相

2005年執教於南華大學期間，曾於期中考發了一個doc表格給一百二十多位選修《自然醫學概論》的學生，要他們照著格式去做營養品市調，抄下品名、廠商、成分、劑量、容量、售價等，去任何藥粧店抄，或家人親戚有做營養品直銷的也可以，總之抄越多品牌數量的分數越高。

因此我就獲得全台灣將近千種有聽過或沒聽過的、琳琅滿目的營養品資料，這些資料現今還儲存在電腦內。也讓我驚覺市面上品質低劣的化學營養品充斥，很多名牌美國直銷營養品成分也非常差。反而是台灣本土營養品的產品較佳。

世界著名的希波克拉底健康研究所所長克里門博士（Dr. Brian R. Clement），積極投入研究、指導、督察、授課和實際做到營養品調查工作達五十多年，還接受希臘、印度、愛爾蘭、瑞士和丹麥等政府委託，組成機構指導保健方案。他的著作《營養品的真相：他們不想

---

125 https://www.healthline.com/nutrition/nutrition-therapy

126 http://www.accord3.com/docs/GM-Pesticides/team/Doug%20Wilmore%20cv.pdf

讓你知道關於維他命、礦物質對你健康的影響》，台灣書名《關於保健食品你應該知道的事》，書中說：127

> 你吃的保健食品是保健還是傷身？你知道保健食品是如何製作的？
>
> 標榜天然不等於沒有添加化合物！多數營養劑都是由藥廠製作，反而毒害人體。
>
> 大多數的化學合成維他命是來自石油萃取物、煤炭瀝青衍生物，這些當然是天然的。
>
> 幾乎所有對醫療和人體健康的研究，都採用合成的營養物質作分析，實驗結果的正確性令人懷疑。
>
> 天然植物提煉與化學合成營養品有很大差異，對人體的影響也不同。
>
> 人造維他命的蓬勃發展是因為成本非常便宜，更糟糕的是美國的標準很低，大多數號稱天然食品者，是將百分之十天然植物原料混合化學合成維他命，就可以宣稱他們的產品是天然的。

也就是說，美國FDA規定營養品只要含有10%天然蔬果原料，就可以合法地號稱nature，不用管其它90%是化學原料合成的。當然他們可以大言不慚地說石油與石化產品本來就是天然的，不是人工製造的。

以維生素C為例，人工化學合成的是先將葡萄糖經過發酵後再加入丙酮、氯、氫氧化鈉等化學反應，最後經過酸性催化重組而成抗壞血酸。書中說：

> 超過百分之九十五的抗壞血酸產品，僅僅是一個模仿天然抗

---

127 http://www.amazon.com/Supplements-Exposed-Vitamins-Minerals-Effects/dp/1601630905/ref=sr_1_1?ie=UTF8&qid=1433150085&sr=8-1&keywords=Supplements-Exposed。原書名Supplements Exposed: The Truth They Don't Want You to Know About Vitamins, Minerals, and Their Effects on Your Health

壞血酸的化學副本，本身也只是眞正維生素C結構中的一小部分。

眞正的維生素C只能從完整的全食物結構而來。大多數的抗壞血酸都是由世界上少數幾家規模大的藥廠所生產，使用原料通常是發酵後的玉米澱粉、玉米糖和揮發酸。美國的維生素製造公司都是向這些藥廠購買大量抗壞血酸，然後自己加工、上標籤、打出各自的藥效宣傳口號。[128]

這是克里門博士在諸多醫學貢獻中他自己最自豪的，就是《營養品的眞相》一書打開千百萬人的視野，保護他們遠離大部分由這些藥丸和藥水所帶來的不良影響。

克里門博士的論點，也證實了我要學生做營養品市調的結果，確實是90%以上的營養品是不能吃的。這也呼應了日本權威名醫岡本裕「90%的藥都不能吃」、「90%的病自己會好」、「90%的醫生都誤解癌症」的論點。[130]

因此二十多年來，我們非常在意絕對要使用符合前面各章節學理的營養品，綜合歸納就是要具備「量子營養效應、食物型態、有頻率、有活性」的營養品，這是一直堅持的理想，因為，要健康絕對不能食用石化原料製成的一般市售營養品，在此期望更多人能夠從營養品的迷思中覺醒。

---

[128] 作者布萊恩克雷門 (Brian R. Clement, PhD)，為自然醫學博士，現任美國希波克拉底斯健康研究機構負責人，他是保健食品在預防及復元效果上的分子矯正專家。他還接受希臘，印度，愛爾蘭，瑞士和丹麥等多國政府委託，組成機構指導保健方案。在他的諸多貢獻中，最自豪的就是這本書的出版，因為他知道，此書將打開千百萬人的視野，保護他們遠離大部分由這些藥丸和藥水所帶來的不良影響。

[129] http://www.books.com.tw/products/0010510381

[130] https://www.eslite.com/product/1001129462050880

十一、易學易行的可操作項目

綜合以上各章節,我們整理出易學易行的可操作項目,但是在此必須先提出二個重要的觀念:

1、自然療法不全然等於自然醫學:

一般所說的自然療法大多是單一療法的操作,各療法之間並沒有共通的診斷法及治療法,各有各的有效性,也各有各的局限性,無法做到全然的地步,而且有時安全性也受到存疑。所以必須認清,少數自然療法個案的成功,不一定表示可以普遍適用於各個病人,而且有一些自然療法都被西方認為是不安全的。所以必須要慎選可行之自然醫學項目,而非籠統照收。

2、必須講究整體性的全人醫學:

自古東方傳統醫學就是整體性的醫學,英文是Holistic,起源於希臘字holis,而holy神聖、heal治療、health健康等字詞都是從holism衍生出來的名詞。近年來西方醫學界開始反省時下對抗醫療的困境,逐漸轉向整合醫學(Integrated Medicine)的思考,但我們認為用「全人醫學」更符合東方醫學的特質。

在此我們整理出易學易行的身心靈完美健康可操作項目如下:

1、理論面:將東方醫理與西方學說作融合

東方醫理包括傳統中華醫學、印度阿育吠陀、西藏醫學、蒙古醫學,也可加上伊斯蘭醫學。都是現代語言所謂的能量醫學、信息醫學甚至靈性醫學。西方學說就是歐美已經施行多年的輔助與替代醫學。

2、生理面:以天然營養品為基礎

天然營養品必須符合「量子營養效應」的條件,要有頻率、活性,具備「類藥劑營養素」所要求的品質,運用「大劑量營養治療」所注重的營養素條件。基本上必須有這四種:完

整胺基酸、維生素C、微量元素硒、Ω脂肪酸。另再視病症加減若干植物素。要注意，一般坊間店面賣的營養品以及直銷營養品，都不符合這個條件。

3、物理面：以頻率醫學為基礎

芳香療法、推拿按摩、經絡理療、頻率調理等是基本的物理面做法，因為它們都是世界公認的自然醫學項目。也可以加上量子醫學儀器來操作，能更為精準地達到健康的目標。

4、心理面：以心身醫學為基礎

配合以上項目，再加上量子思維下的靜心冥想，更能發揮「心靈--身體」相互作用的效果。

5、天理面：必須加上靈性療癒

這個主題最為重要，也是難度最高的，更是現代西式醫療從未研究的項目。

大家必須明瞭，生命是不朽的，在出生之前與死亡之後，任何人的靈性生命都是存在宇宙中，所以必須從「宇宙生命學（Cosmic Life Studies）」的角度來洞悉生命的宇宙意義。

所以本書在「天理面」章節融入佛學的末那識與阿賴耶識，並以生死學來詮釋生命真義，進而詳述靈性揚升的星際意義。

我們建立的「身（生理面、物理面）、心（心理面）、靈（天理面）」三主題四方式如下圖：

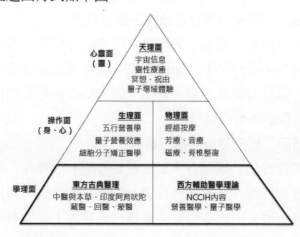

第二部
全健康零疾病心法篇

心法一　生理面：身健康療育法

《大方廣佛華嚴經・卷第十一・入不思議解脫境界普賢行願品》說：「菩薩初學修菩提時，當知病為最大障礙，若諸眾生，身有疾病，心則不安，豈能修習諸波羅蜜？是故菩薩修菩提時，應先療治身所有疾。」

連菩薩都要「先療治身所有疾」做起，何況是人呢？

以量子力學角度視之，人體不光是一副血肉組合之軀體而已，更是一個極為複雜的巨系統，也更是一連串「智慧電磁信號」的組合，此信號可以連接宇宙。

以頻率共振的角度視之，人體需要的營養素不只是來自食物中的基本巨量營養素（macro-nutrients）和微量營養素（micro-nutrients），還必須有來自食物本身無形的能量場（energy field），也就是能與細胞共振的量子精微能量頻率。

有形的營養素是在滋養我們的生物肉體，微妙的無形精微能量則是充實人體能量場的營養素，我們不但要注意有形的食物營養，更要重視無形的食物能量頻率。

一、身健康第一步：要喝對水

人體約有70%是水，所以「喝對水」是健康的第一要件。然而大家都不知如何正確喝水，也是造成大家不健康的因素之一。

要補身體也要補水知識

我經常說「要補身體，也要補水知識」！看看環保署網站就知道：「目前，市面上販賣各式的飲用水設備之元件、單元或系統，其

原理、功能、使用及維護方法不一而足，若沒有基本的正確認知，就直接設置飲用水設備，反而會飲用到有衛生安全疑慮的水。」

因此二十多年來，我研究過市面上各式飲水機，在不同的大賣場內，對所有的濾水機、開飲機、濾心等做一番比較，甚至簡單的裝在水龍頭上的小小篩檢水器也研究比較，發現問題一大堆，但是百姓都不知道，因此就從學理角度一一寫出在下方，請大家用心參考。

逆滲透水是科技用水，不是人體需要的水

先說最普遍的逆滲透水（RO, Reverse Osmosis）。一家專業逆滲透水處理公司網頁上明白寫著：「RO逆滲透法利用高科技滲透原理，有效去除99%水中總固體溶解質(TDS)，純度高達1—10 ppm，應用於海水淡化、洗腎血液透析用水、實驗室高純水。」這是逆滲透的原理。

因為RO水完全不含任何礦物質，人體需要的鈣、鉀和鎂統統不見了，而且是酸性水，長期飲用會對人體造成血管疾病、心臟病、骨質疏鬆症。所以不是日常飲用水的來源。

有個水機網站說：「逆滲透所製造出來的純水，如果剛製造出來要達到生飲標準應該是不成問題，但是因RO製造的水量及速度非常少而且慢，所以RO都要配一個儲存桶來儲存產生的水，但因儲存留置幾天後，桶內便孳生無法計算的細菌，而且RO的水偏酸性，細菌又喜歡在弱酸性的環境中繁殖。」[131]

另一家淨水百貨量販中心的網站說：「RO造一桶純水須排放三至四桶廢水，且將水中所有礦物質完全去除，所以RO逆滲透純水或蒸餾水皆屬酸性水質，一般自來水源，建議不須選用此項產品。」[132]

環保署網站也指明逆滲透水不適飲用：「目前市面上最暢銷的淨

---

131 http://www.tk7206.com/faq/faq-a1.htm

132 http://www.thinkerstar.com/WSLF/Water/water-11RO.htm

水器之一是逆滲透水機，……所有雜質、礦物質、有機物等均被濾除，因此，經逆滲透處理後之自來水已幾乎變成純水，沒有一般水該有的礦物質。其實自來水中所含人體必要的微量元素，有必要把它去除掉嗎？例如：硒、鋅、鎳、銅、鈣、鎂、鐵、錳等，這些都是人體不可或缺的物質，甚至我們還要從蔬果食物中攝取鈣、鎂等礦物質呢。」[133]

美國食品藥物管理局的Reverse Osmosis網頁說：「RO被用在各種應用中，例如脫鹽、廢水處理、礦物回收、乳清和其他食品的濃度，以及水淨化。近年來，已有越來越多的醫院、化妝品和藥物製造商用反滲透工藝水做為透析用。除了這些應用，RO為能生產足夠純度水的情況下，用來作為注射用水和用於非腸道溶液的製備。」[134]根本沒有提RO水是飲用水。

環保署飲用水全球資訊網《認識淨水器專刊》，有一篇成功大學環境工程研究所林財富教授著作的〈淨水器的種類及設置時機〉，提到：「下列淨水器均不建議使用：軟水器、活性碳濾水器、蒸餾水製造機、逆滲透淨水器。」[135]

有一家飲水機公司曾經做實驗，他們用自來水、RO逆滲透過濾水及RO加UV紫外線殺菌三種來做比較，發現RO加紫外線殺菌，培養七十二小時後，無細菌產生；RO逆滲透過濾水，在培養七十二小時後，產生無數細菌；用普通自來水，培養七十二小時後，產生兩個細菌。

這個實驗告訴我們，RO水反而容易滋生細菌，因為純水是酸性水，不僅容易成為細菌的溫床，更是現代慢性病如癌症、尿毒症、糖尿病、高血壓、中風等的起因。

---

133 http://www.epa.gov.tw/及http://www.thinkerstar.com/WSLF/Water/water-4RO.htm

134 http://dws.epa.gov.tw/drinkwater/

135 http://dws.epa.gov.tw/drinkwater/inform/report/p06.htm

衛福部也曾經發表報告，指出台灣人對鈣、鎂的攝取量只達到聯合國標準的52%而已。要增加體內鈣、鎂離子的吸收量最有效的方法是從飲水中獲得，因為食物中的鈣、鎂離子不易為人體吸收。

在網頁搜尋reverse osmosis可以找到數以萬計的相關論文，沒有一篇說RO水是人體適合飲用的水，全是科技用途的報告。希望大家別再食用酸性的RO水。而且大家不知道逆滲透飲水機更是非常浪費水，每製造出一公升逆滲透水，必須排掉四至六公升的水。台灣是缺水地區，使用RO水機更是不妥。不過餐廳、小吃店、泡沫紅茶店等倒是可以裝逆滲透水機，用此種水來烹調或是調製飲品，總比用沒有過濾的水好些。

電解水機是醫療器材，也不是人體需要的水

至於電解水機或鈣離子水機，更是多年熱銷產品。很多人不知道，電解水機或鈣離子水機是日本人發明的，這些水機在日本是列入「醫療器材管制」，是治療腸胃疾病所用，必須經厚生省的通過才能販售，也必須由醫生指示才能買來裝。

我親自看過日本某著名N牌電解水機的傳單上，標示出「主要功能為改善腸胃疾病，必須依照醫師指示使用，也必須有階段性的調整使用」。但是台灣消費者根本不知這些，就隨便買來安裝。

從學理上來說，當體內胃酸過多而產生腸胃疾病時，的確需要鹼性物質或鹼性水來中和，但必需依照醫生指示使用。當體質已中和成中性時，就要停止飲用鹼性水，以避免體內鹼性過多時引起其它疾病，尤其是對腎臟的傷害。

引起台灣電解水風潮的台大醫學院呂鋒洲教授，對國內淨水市場之亂象感到十分憂心。

他曾經出版《電解水是好水》這本書，結果被業者斷章取義，在他們的宣傳單上印「呂鋒洲教授、台大醫學院臨床實驗證明」等字樣，讓呂教授不堪其擾，並鄭重聲明：「不要再用我及服務機構的名字，否則我要告他！」

他在接受記者詢問時強調：「使用電解水機的先決條件，必須是其水源水質非常好，假如電解水機接用的水源水質不好，則電解過後的水質，對人體健康反而有危害。消費者喝進的是對人體有害的重金屬濃縮水。」[136]

誠如呂鋒洲教授所言，電解水機接的水源水質本身必須非常好，台灣水質不是很好，所以根本不適合裝任何廠牌的電解水機。有些業者宣稱「日本原裝進口」，但要知道日本水質比台灣好很多，這會誤導消費者。

環保署網站說：「目前發現市面販賣的飲用水設備業者經常使用的促銷手法，大致可分為兩類，其一為電解棒實驗；其二為誇張的療效廣告。電解棒的實驗是販賣逆滲透純水機的業者經常使用的手法，業者以電解棒現場實驗，使民眾產生自來水不潔的錯誤認知。

「販賣電解水機業者則是將國外未經衛生主管單位證實的醫療效果，透過平面媒體或有線電視，加以廣告渲染誇大，達到誤導民眾的目的。消費者要用智慧和基本常識加以判斷，避免花了很多錢買了一套可能喝出問題的飲用水設備。」

我經常懷疑，現在台灣的洗腎人口越來越多，是不是因為很多人在不知情的情況下，喝太多鹼性水所引起的，雖然尚未有人研究。但是，不當飲用電解水絕對沒有好處，大家都要深思一下。

研究生研發的好水機

二十多年來我研究過的水機相當多，並親自使用過不同廠牌的飲水機。遇到有些廠牌始終是一機賣天下，濾心沒有改進過，沒有長進，便去找更好的水機。

就在2006年，一家非常著名的美國名牌M水機公司副總經理曾經找我，希望我做代言人，我說：「可以，先將該水機的技術文件給我看。」結果沒有下文，他們不敢提供給內行人看，表示只能用一些名

---

136 1999年2月2日民生報20版〈生活焦點〉採訪呂鋒洲教授的報導。

詞來唬弄民眾。

十年前，一位本身就是二十多年水機工程師的人來讀自然醫學碩士，由我指導，因此就依他的專長來設定論文題目，要他深入研究氫水（日本稱爲「水素水」）。因當時氫分子保健的國際研究論文已超過一千五百篇。而且日本醫學大學太田成男教授提出，氫分子是治療細胞粒腺體疾病的新型抗氧化物質。2016年，日本厚生省將氫氣納入先進醫療氣體Ｂ級，這些證據都在顯示「氫分子醫學」會成爲明日之星。

這位研究生研製的方向定爲：要能取代逆滲透水機、取代電解水機、濾心壽命要長、濾心更換期限要半年以上、要能製成活性能量水、所含氫氣要能持久等。

半個月後，這位張姓研究生竟然提出多達十道的水機結構初稿，給我看的時候，我嚇一跳，市面上還沒有這樣的產品呢。

於是問：「這樣一台要賣多少呀？」他竟然回答：「五萬元以內。」又讓我嚇一跳，市面上有些不怎麼樣的水機，有要賣五、六萬，甚至七、八萬。我說：「好，你先做一台出來試試。」

後來完成的氫水機包含十道內管。那一天，張姓研究生將原型機搬來讓我試喝，我問：「氫的飽和濃度多少？」他回答：「最高1600ppb。」[137] 我很驚訝：「那不就是業界最高了嗎？」因爲業界產品能夠達到1000ppb已經算很高了。

或許買氫水機的人都不知道，氫氣是非常容易散掉的氣體，消失的很快。2016年，日本國民生活中心曾經實測市售產品，十件氫水包裝飲料與九件氫水產生器，多項氫氣含量實測值不足宣傳值，有些產品根本測不到氫氣存在。台灣市面上的氫水產品也是一樣，很多都低於1000ppb。

我又問：「溶在水中可持續多久？」於是他拿出檢測器，用杯子接一杯當場產出的氫水，將檢測器插入水中測量，真的達到1480ppb

---

137 ppb是part(s) per billion，也就是十億分之一的縮寫

的飽和濃度，他說：「就把這杯水放三個小時，再來量量看。」

三個小時後到了下午，再插入水中一量，還有1360ppb。我點點頭，可以說是台灣市售最強的氫水機了。

於是交待張姓研究生，碩士論文就用質性研究方法，以此氫水機的研究製造寫碩士論文。

在此必須說明一下，氫氣確實對人體有抗氧化、抗自由基的功效。但是很多販售者都把功效誇大了，宣稱能讓女性變美、預防老人癡呆、預防心臟病、預防糖尿病、延緩老化、減肥、解決男性不舉甚至癌症等。

我只能說不要被不懂學理的商店欺騙了，因為他們的產品製造的氫水飽和濃度都很低，有的不足500ppb。溶在水中持續時間也不長，有的幾分鐘就統統揮發掉了。所以不要隨便買。

每天我一定要喝至少1000-1500cc的氫水，也就是普遍水杯四杯，不過喝此種能量氫水的最大麻煩是跑廁所放水的次數會增多，因為它在淨化全身細胞。

就在2023年3月中旬，一位老外教授James Steed來我辦公室，正好那時張工程師在換濾心，換妥之後，也倒一杯給老外教授喝，他立即說：「delicious。」就是好喝、美味、甘甜，口感很順。

不過在此書出版時，這種極佳的氫水機也只是中心在使用，並未量產，若讀者有需要，可以洽詢台灣全我中心（0800826588）。

《本草綱目》的太和湯

《本草綱目》談水的篇幅非常精彩，遠比現代科學家對水質的認識還要專業，書中把「白開水」稱為「太和湯」，是指將水燒至沸騰五分鐘而成。水沸騰一分鐘還是生水，水中的微生物還沒有徹底殺死。沸騰十分鐘之後是硬水，常喝硬水會誘發高血壓性心臟病、冠心病、腦血管病和腎結石等疾病。只有「沸騰五分鐘」的水分子結構發生變化，就變成甘露水，稱為太和湯，「性甘平，無毒，助陽氣，行經絡，促發汗」。

要喝太和湯就必須準備一個會鳴叫的壺，聽到鳴叫聲，等待五分鐘熄火就可以了，然後等水降溫。喝的時候，要小口緩慢地將太和湯嚥下去，這樣能使腸胃的陽氣升發上來，有利於解除咽喉部癢感，阻斷咳嗽反射。

各位有下列症狀時，就依所列的方法喝太和湯吧：

一、感冒：要喝比平日更多的水量。因為當人感冒發燒時，人體出於自我保護機能會自身降溫，這時就會出汗、呼吸急促、皮膚蒸發水分增多等代謝加快現象，就需補充更大量的水分，可以促使出汗和排尿，有利於體溫調節，能迅速排掉體內的細菌與病毒。

二、便秘：要大口大口喝水。便秘原因通常是體內宿便沒有水分，以及腸道器官沒有排泄力。所以要大口大口地喝水，吞嚥動作快一些，這樣水能夠盡快到達腸道，刺激蠕動，促進排便。不要小口小口地喝，那樣水流速度慢，很容易在胃裡被吸收，產生小便。

三、發熱：要間斷性小口補水為宜。此處的發熱是指劇烈運動後，身體溫度驟然上升，大量汗液排出。此時人會感到疲憊，此時若是猛烈補水會增加心臟的負擔，所以運動中以間斷性小口補水為宜。而運動前先補水也是不錯的保養方案。

四、肥胖：身體的消化功能、內分泌功能都需要水，代謝產物中的毒性物質要依靠水來排出，適當的飲水可避免腸胃功能的紊亂。可以在用餐半小時後喝一些水，加強身體的消化功能，有助於維持身材。

五、咳嗽：遇到咳嗽有痰時要多喝熱水。因為熱水可以稀釋痰液，使痰易於咳出；而且飲水的增多會增加尿量，可以促進有害物質迅速排泄；另外，還可以撫慰氣管與支氣管黏膜的充血和水腫，使咳嗽的頻率降低。

六、煩躁：當一個人痛苦煩躁時，被稱為「痛苦荷爾蒙」的腎上腺素會飆升，此時多喝水可以將腎上腺素排出體外，消除煩躁感。

七、胃疼：有胃病或經常胃不舒服的人，可以多喝粥。熬粥的溫度要超過攝氏六十度，這個溫度會產生糊化作用，軟嫩熱騰的稀飯入

口即化，下肚後非常容易消化，能有效地潤滑腸道，排出腸胃中的有害物質。

　　八、噁心：有時噁心是吃了不良食物的一種保護性反應，此時可以準備一杯淡鹽水，喝上幾大口來催吐，吐出髒東西後可以讓身體舒服。吐乾淨以後可以用鹽水漱口，有消炎作用，也可以緩解患者虛弱的狀態。

　　九、失眠：睡前洗個熱水澡和用熱水泡腳，都可以彌補體溫下降帶來的不適，催人入眠。而熱水對於身體有獨特的按摩功效，輕緩、柔和、滋潤的效果是最好的鎮靜安神劑。

　　十、心臟病：心臟不好的人可以養成睡前一杯水的習慣，可以預防凌晨的心絞痛、心肌梗塞等疾病。因為心肌梗塞是血液粘稠度升高引起的，因此睡前喝一杯水可以減少血液粘稠度，減少心臟病突發的危險。

　　十一、色斑：經過了一宿的代謝，體內的垃圾需要一個強有力的外作用幫助排泄，此時就要一大杯溫涼白開水，利於迅速沖刷我們的身體。

二、身健康第二步：正確攝取胺基酸

　　接著來談談第二重要的基礎營養素「蛋白質」，英文protein來自希臘文proteos，意思是「第一位」，它是維持身體免疫機能最重要的主角，更是構成白血球和抗體的主要成份，也是一切生物體的重要組成成分。

　　人體約16%是蛋白質，它是構成肌肉、血液、神經、骨骼、牙齒、神經、皮膚、毛髮、指甲及腺體中所有活細胞的材料，如果蛋白質不足，就無法生成足夠的白血球和抗體，就會呈現消瘦、體重下降、水腫等現象，也會導致兒童生長發育障礙，身體抵抗力降低，造成免疫機能的下降，重者會死亡。目前醫學界都承認全球最常見的營養缺乏病，就是「蛋白質和熱量的攝取不足」。

地球上所有的生物——從最大型的動物到最渺小的微生物，都是由蛋白質構成，而構成蛋白質的基礎單位就是「胺基酸（amino acid）」[138]，因此它是構成人體生長的最重要營養素。

根據醫學研究報導，人體每天約有三百克蛋白質分解用來修補組織，約有七十五克用來使肌肉更新，所以每天要攝入七十五克以上蛋白質才能滿足身體所需。

很多病人在做腫瘤化療時，都會有免疫力下降的現象，這就是體內白血球數量銳減所致，也就是蛋白質不足了，如果白血球低於兩千，通常都會停止化療，遇到此種狀況時，醫生總會打一劑提升白血球的針藥，病人才能繼續做化療，不然危險性極大。

若是遇到這種狀況的病人，我都會建議馬上吃一碗新鮮的牡蠣湯（鮮蠔湯），將裡面的牡蠣通通吃下去，連吃兩三天，保證白血球數量上升，根本不用打針，因為牡蠣含有豐富的蛋白質。

蛋白質正確吃法

「老化」即是一個逐漸營養不良的過程，老年人的新陳代謝率約比年輕人少了9～12%，因為老年人身體肌肉量減少了，新陳代謝速率也跟著下降，視力聽力等功能又漸漸下降，所以常常變成老了之後不太想動也不太想吃，很多微量營養素也會跟著缺乏，所以說老化就是逐步的營養不良。

根據國際老年醫學研究小組的建議，一般老年人每天每公斤體重應攝取1.0～1.2克的蛋白質，若有疾病在身，就要增加到每天每公斤體重攝取1.2-1.5克蛋白質，若是嚴重疾病的老年人，甚至需要增加到2克的蛋白質。除了嚴重的腎功能不全者（腎絲球濾過率小於30ml／min／1.73m^2）之外，這個建議量都不必調整。

假設你是六十公斤的健康老人，一天要吃到約60-72克的蛋白

---

138 amino acid早期台灣譯為「氨基酸」，但後來改用「胺基酸」，大陸仍使用「氨基酸」。

質，以蛋白質含量比例最高的雞肉來看，每一百克的去皮雞肉約含有24克蛋白質，每一百公克的豬後腿肉約有蛋白質19.6克，每一百克五花肉則含蛋白質14.5克，每一百克大里脊肉含蛋白質約22.2克。這樣算起來，一天就要吃約200~300克的雞肉，大約是一隻去骨大雞腿肉，如果是里脊肉片的話就得吃更多，但實際上很多老年人一天是吃不到這個份量，所以都缺乏蛋白質，造成肌少症。

直接攝取胺基酸，效果更佳

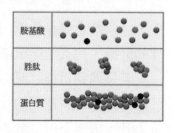

不過，我們不提倡直接食用市面上流通的蛋白質粉，有二個原因。

其一，以分子結構來說，蛋白質最大，胺基酸最小，數個胺基酸組成一個單位的胜肽，然後數個胜肽的連結又組成一段蛋白質。所以人體最小的單位是胺基酸，細胞最好吸收。

其二，吃進來的蛋白質必須透過肝臟分泌酵素來分解成胺基酸，人體才能吸收。所以我們提倡直接攝取優質胺基酸。

日本東京大學胺基酸運動營養學研究小組大谷勝博士[139]，以數名20-30歲乾燥與問題肌膚的女性爲實驗對象，每天給予四千毫克的胺基酸營養補給品，連續進行二周的實驗，發現肌膚的保濕性、光滑度、含水量、彈性等改善效果都非常顯著。

十多年前我就在找台灣最好的胺基酸，可是去過很多大賣場、百貨公司、藥粧店營養品專櫃，都找不到。幸好老天照顧，有一個機會認識當時屏東農專林教授，他研究胺基酸超過四十年了，工廠原本是發酵胺基酸做爲農業用途，包括動物飼料添加以及土壤改良，有一次去拜訪他，我就問：「可以升級生產人體適用的胺基酸嗎？」他回答：「可以。」

於是台灣全我中心就與林教授合作，研究團隊就開始進行最佳胺

---

139 http://www.books.com.tw/products/0010310961

基酸的研製，訂下的標準非常嚴格：

1、原料必須是多種葉菜類與種子類植物，運用有益微生物菌發
   酵，產生衍生物質的複合體，無任何安全危害殘留問題。

2、要屬於游離型態胺基酸，有別於非游離型態胺基酸商品，分
   子量約300道爾頓（Dolton，分子量單位），易於人體消化吸
   收。

3、必須含胺基酸種類最多、比例符合人體需求的完整胺基酸組
   成。

4、針對現代人生活的膳食習慣而設計，補充一般食物當中較缺
   乏或不存在的八種必需及十六種條件胺基酸。[140]

5、必須做到成為搭配其它天然營養素的基底物質，能強化及協
   同營養物質的吸收，增進人體健康度，並無任何飲食搭配禁
   忌。

以上標準是台灣所有胺基酸營養品望塵莫及的最高標準。當然不
久之後林教授的團隊就達成了，為了保險起見，我親自寄給新竹的財
團法人食品工業發展研究所用離子層析法檢驗，竟然多達三十三種
游離胺基酸，種類比預期還要多。而且最重要的精胺酸每一百克含
19333.87毫克，色胺酸含17864.98毫克，是市面上最高的。

另外也寄給SGS檢驗，報告上寫「此樣品共檢測一百二十二項常
見西藥成分及重金屬，均未檢出」。

十八年來自己不僅每天食用1-2粒最高品質的全效完整胺基酸營
養品，也將此種胺基酸運用在疾病的矯正上，確實能夠提高其它營養
素的整體效果，做到身體基底的健康回復。

---

140 人體需要的基本上有二十四種胺基酸，其中八種人體不能自身合成，必
　　需由飲食中攝取，稱為「必需胺基酸（Essential Amino Acids）」，而兒
　　童為應付成長所需要多一種精胺酸。另外有十六種人體可以自行製造，
　　稱為非必需胺基酸（non-essential）。但是若身體有疾病，不同疾病期
　　常會有特殊需求的胺基酸稱為條件式必需胺基酸（conditionally essential
　　amino acid），或是簡稱條件胺基酸。

所以遇到經濟能力比較弱的病人，就先給予胺基酸營養品，先把全身細胞養健康，一些簡單的病症就會自然消失，同時再給予其它細胞營養矯正食用建議，能夠依照指示實踐的病人，都回復健康了。

　　因此身健康的第二步，是必須攝取最少二十四種以上的完全胺基酸，也必須能達到分子矯正醫學與營養藥劑能夠預防與治療疾病的目標。

胺基酸療法才是最治本的方法

　　台灣人或許不知有「胺基酸療法」，然而美國加州聖地牙哥附近的Ranch Creek復原中心，歐里恩醫師（Michael Orian）領銜一支在「胺基酸療法」方面佔有重要地位的醫療團隊，負責提供嚴重成癮症狀的長期住院病人的治療[141]，其中胺基酸療法在他們的醫療成功案例裡佔有重要地位。

　　歐里恩說：「神經遞質失調與多種疾病有關，包括帕金森氏症、憂鬱症、失眠、注意力缺乏、過動症、焦慮、記憶力減退、體重增加及成癮症狀。這些神經遞質是由體內的胺基酸前導物質所形成；胺基酸是蛋白質的組成要素，若是沒有正常含量的胺基酸，人即無法存活，因為蛋白質除了本身的功能之外，還負責組成細胞結構。

　　「補充了胺基酸即能補充人體製造血清素、多巴胺、去甲腎上腺素及 γ-丁氨基酪酸（GABA）等神經遞質所需的成分；但若是要進行這段過程，我們也需要輔酵素Q10以及維生素C、葉酸等輔助因子。」[142]

　　他們的研究證實，經由補充胺基酸以及維生素C、B群、某些礦物質及輔酵素Q10，通常就能恢復正常的神經遞質含量，從而消除很多種疾病，可以幫助人體健康處於平衡狀態。

　　事實上，國外的胺基酸療法（Amino Acid Therapy）已經暢行多

---

141 http://cht.naturalnews.com/chtbuzz_buzz000959.html

142http://www.igotmail.com.tw/home/33471

年，此方面的書籍也相當多。[143]

胺基酸睡眠減肥法

「胺基酸睡眠減肥法」又稱「懶人睡覺減重法」[144]，其原理是在睡覺前補充胺基酸來達到促進人體基礎代謝，在睡眠中可以達到減肥的效果。

由於胺基酸可以促使體內過多的脂肪消耗轉變為體能，能分解脂肪，使其燃燒，促進新陳代謝，消除浮腫、刺激生長激素（HGH，Human Growth Hormone）。生長激素是人體自行分泌的一種天然激素，由188個胺基酸組成，能提升腦下垂體的賀爾蒙釋放，增強身體免疫系統，恢復記憶力，促進骨骼及肌肉生長，加速體內脂肪燃燒。

但是生長激素的分泌量會隨著年齡增長而下降，在青春期時，生長激素的分泌量到達顛峰，二十一歲後開始減少，當生長激素的分泌量越少，老化的速度就愈快。四十歲以後每十年減少14%，因此人越接近中年，生長激素分泌越不活躍，加上攝取的熱量過多，就會形成脂肪，容易造成肥胖。

科學家證實，補充多種複合胺基酸可提供體內合成生長激素的原料，提供人體腦下垂體足夠的刺激，分泌足夠的生長激素使身體維持年輕時的水準，促進人類生長激素（如精氨酸、麩醯氨酸、離氨酸等）的釋放。

食用複合胺基酸的方法跟一般營養補充品不同，由於人體分泌生長激素最多的時間是在晚上十一點到一點之間，所以睡前補充高濃度的全效複合胺基酸，可以促進成年人生長激素的分泌，即可燃燒體內

---

143 如http://www.amazon.com/s/ref=nb_sb_noss?url=search-alias%3Daps&field-keywords=amino+acid+therapy， http://books.simonandschuster.com/Amino-Acids-in-Therapy/Leon-Chaitow/9780892812875等

144 http://www.thinkerstar.com/WSLF/AA/AA12.htm

多餘的脂肪，因此在睡眠中就能恢復美好身材。

談談胜肽

近年來「胜肽」這兩個字非常流行，很多美粧品或營養品也會用上這個名詞，其實胜肽是由胺基酸組成的，差別只在於分子量，126頁說過：蛋白質分子量最大，胺基酸最小，數個胺基酸組成一個單位的胜肽，然後數個胜肽的連結又組成一段蛋白質。

可以在保養品成分表中看到寫著「4胜肽、5胜肽、6胜肽」等成分，前面的數字代表組成的胺基酸數量，5胜肽就是五個胺基酸組成，6胜肽就是六個胺基酸組成。根據胺基酸結構與種類的不同，組成的胜肽的功效也不一同，非常多而且複雜。這也就是近年研究胜肽的機構推出很多不同產品的原因。

不過，儘管胜肽類型很多很複雜，但都具有抗衰老相關的功效，所以被廣泛運用在抗老保養品與保健食品中。而胜肽是胺基酸組成的，非常溫和，基本上不會有副作用。不像一些抗老保養品經常添加的A醇、果酸等酸性成分，會刺激皮膚。

這些年來，我們團隊當然也會從胺基酸研究進入胜肽研究，由於其結構、組成、種類與功效非常複雜，一般消費者都不會判斷相關產品，都是看廣告。在此提出一個研判方向：1.必須取得專利認證，2.胜肽品質必須通過嚴格把關，3.功效必須經過科學驗證。當然，我自己也必須親身使用體驗。

舉個例子。九月中有一天晚間，感覺左眼突然刺痛一下而已，也沒有覺得什麼，就不去理會。第二天早上洗臉時發現左眼白全是血色，知道是眼球微血管破裂，當然就要去附近眼科看診，醫生就會開眼藥水，交待一天點四次，大約1-2周就好了。

幸好，自己這邊已經有了取得國際發明專利特定胺基酸排序、定性定量的精準定序小分子胜肽產品，完全不含西藥，超越國際藥妝等級的眼睛產品。於是就拿來點自己的眼睛，親身實驗。結果，前後五天就復原了。因為含有經過機轉，能夠釋放血管內皮增生分子，以及

血小板再生因子。

在我使用三周後，有一天開車時，突然發現戴了數年、已經感覺度數不夠的多焦眼鏡，怎麼看遠處竟然清楚了，下車後就站在路口環顧四周大樓及招牌，果然近視度數確實降低了。原來這個多肽活性水也有此臆想不到的效果，真是值了。

大家點眼藥水都有經驗，在流下來時通常會拿衛生紙擦掉。但使用這個多肽活性水，絕對不要擦掉，浪費了，必須將流出的液體塗抹在眼睛四周，可以延緩眼周肌膚老化、撫平細紋，具有美膚的效果。

除了此種多肽活性水之外，當然還有數種胜肽新產品，將來甚至還會有很高端的面膜，我自己都必須親身使用。這些好產品，以後都會在台灣全我中心提供給大家。

三、身健康第三步：用對油脂

脂肪是組成人體組織細胞的重要成分，然而不知何時開始，營養學界與醫學界都告訴大家飲食要「少油」，其實這個觀念不正確，脂肪太少對人體反而有害。

《美國醫學會期刊》曾經有三篇研究報告，顛覆了低脂飲食有益健康的說法。這是美國約翰霍普金斯大學的一項研究，他們發現喝減肥飲料的人，反而身體質量指數（BMI）比較高，而且也比經常喝碳酸飲料的人吃更多的點心，因此選擇減肥飲料的人會吃得更多，無益於減重。[145]

美國政府曾經投注四億美元，由史丹佛大學醫學院研究團隊主導「婦女健康自主行動」的調查，進行長達八年的研究，從全美40個臨床中心召集四萬八千八百多名50～79歲、停經後且沒有乳癌病史的婦女參與，實驗設計為減少脂肪攝取到原來的20％，且天天五份蔬果及

---

145 http://www.epochtimes.com/b5/14/1/24/n4067802.htm研究-減肥飲料使人吃更多-無益於減重.html

六份穀類。

但經過統計分析之後，「低脂飲食無益健康，長期降低脂肪攝取，並未顯著減低婦女罹患乳癌、大腸癌、心臟病及中風等疾病的風險」。

這個研究結果讓醫學界與營養學界，重新對脂質有了新的思維與定義的機會。

美國癌症學會的首席流行病學家桑恩（Michael Thun）說[146]，「膳食脂肪原先被認爲與罹患乳癌、大腸直腸癌、心臟病或中風有關，然而近來的研究已無法找出兩者的關連。」

美國波士頓的塔夫茨大學營養科學與政策學院在《美國醫學會期刊》上發表論文，認爲增加脂肪攝取量有益健康[147]，應刪除脂肪總量攝取限制的規定。

他們指出，限制總脂肪攝取量並無科學根據，事實上，食物中有許多健康的脂肪，如堅果、蔬菜油、魚類等，對健康——尤其對心血管疾病患者有益。全脂牛奶和乳酪等所含的脂肪的負面影響也很少。

許多低油脂食品如冷藏肉類、無脂沙拉醬、烤洋芋片等，內含成分比全脂食品糟得多。以往脂肪攝取量的標準，只是消化生理學「做」出來的。

吃錯壞油一百年

傳統台灣人在烹調時都是用豬油，上個世紀大約七O年代，由於美國醫學主導全球宣說動物性飽和脂肪酸會增高膽固醇，於是食品業者就紛紛改用宣稱不飽和脂肪酸的植物油（如沙拉油）。

但是不飽和脂肪酸很容易氧化，不能油炸太久，所以就在製造過程中加入氫化技術，讓植物油脂可以耐高溫，這就是反式脂肪

---

146 桑恩博士三十年的職業生涯，致力於了解是什麼原因導致癌症和如何防止它。

147 http://health.udn.com/health/story/6037/1027941

（Trans fat）的起源，從此大為盛行，取代傳統好油。

諷刺的是，經過五十年，研究卻發現反式脂肪對血中膽固醇的危害比動物油更為嚴重。丹麥也有研究發現反式脂肪吃得越多，罹患心臟病的風險約是一般人的二到十倍。

因此美國心臟學會在2001年新訂的高血脂飲食指標中，除了重申降低飽和脂肪酸與膽固醇的攝取外，新增一個建議是減少反式脂肪酸的攝取。[148]

因此美國FDA就在2003年規定，商店所有食物必須標明反式脂肪含量。2006年，美國紐約市衛生局宣布要餐飲業者逐步全面禁用反式脂肪，甚至將反式脂肪與香菸的危害列為同等級，計畫將禁令逐漸推行至全國。[149]

這項消息引起反式脂肪被熱烈討論，不過一般民眾還是搞不清楚什麼是反式脂肪？究竟有多可怕？它到底是什麼東西？

天然的反式脂肪存在牛、羊等反芻動物的肉品、乳品中，這些天然的反式脂肪含有共軛亞麻油酸，對人體無害，甚至能預防肥胖及動脈硬化。

人造的反式脂肪植物油必須經過「氫化」處理，脂肪酸的結構會由順式變成反式，能讓加工食品不易腐壞，又香又好吃，所以被廣泛使用[150]。

根據台北市衛生局抽驗市售桶裝酥炸油的結果，這些酥炸油全都含有反式脂肪，因為小販業者為了成本，大多重複使用可耐高溫油炸、卻含有反式脂肪的氫化食用油，最常用的就是桶裝酥炸油，他們銷售的香雞排、鹽酥雞又香又好吃。攤商注重的是盡量壓低成本，根

---

148 《反式脂肪酸與健康？》，國立師範大學，吳文惠教授。

149 http://mag.nownews.com/article.php?mag=6-84-8998&page=1

150 很多加工食品如洋芋片、洋蔥圈、爆米花、炸薯條、鹽酥雞、炸雞排、披薩、起酥、起司、早餐穀物、甜甜圈、奶精、巧克力派、巧達乳酪條、植物奶油、麵包、糕餅、蛋捲、鳳梨酥、休閒食品等，幾乎所有的油炸、烘焙、冷凍食品都是含反式脂肪的加工食品。最好不要食用。

本不知道反式脂肪是什麼。

　　反式脂肪不是大自然給予人類的自然食物，而是科技做出來的異類脂肪。《新英格蘭醫學期刊》曾刊登一篇反式脂肪研究總結，指出只要攝取極低量的反式脂肪，就會大幅提高罹患冠心病的風險。該研究也說，美國因心臟病而死的人，每年有三至十萬人可以歸因於食用反式脂肪。

被美國有意誤導的飽和脂肪

　　百年來，美國人把造成心臟病、高血壓、腦中風的元凶指向豬油、牛油這些動物性油脂，因此才有人造奶油的發明與植物油精煉工業的興起，使得反式脂肪充斥食品加工業百年。

　　美國沙拉油廠在上個世紀為了讓各國接受沙拉油，便開始抹黑豬油，說豬油是飽和脂肪，會升高膽固醇，造成血管阻塞，會得心臟病。這是從一開始就有意誤導的研究，目的只為傾銷他們大量生產的大豆沙拉油。[152]

　　美國很多人年紀輕輕就肥胖，心臟病更是他們的國病，肯定不是吃豬油的。美國又盛行速食，其所使用的油都是一再重複使用的反式脂肪，使得食物品質更差更毒。[153]

　　反觀法國人與東南亞各國的人們，每天所吃的都是椰子油、棕櫚油，這些油和豬油、牛油一樣，都是美國人避之唯恐不及的飽和脂肪。然而法國人比美國人多吃兩、三倍的奶油、豬油、牛油這些飽和脂肪酸，但罹患心臟病的只有美國人的兩至三倍。吃傳統油膩食物的法國女性，罹患心臟病的機率竟是西方國家中最低的。

---

151 Mozaffarian D, Katan MB, Ascherio A, Stampfer MJ, Willett WC. Trans Fatty Acids and Cardiovascular Disease. New England Journal of Medicine. 2006-04-13, 354 (15): 1601–1613. doi:10.1056/NEJMra054035. PMID 16611951. PMID 16611951

152 《吃錯了，當然會生病！》，陳俊旭，新自然主義出版。

153 http://www.hantang.com/chinese/ch_Articles/heartdis4.htm

《大英醫學期刊（British Medical Journal）》曾以「飽和脂肪不會引起心臟疾病，反而有助於預防它」為標題，指出醫學已經錯誤了超過半世紀[154]。這一篇報導是倫敦克羅頓大學醫院（Croydon University Hospital）心臟病學專家馬赫特拉博士（Aseem Malhotra）的研究，食物中的飽和脂肪如乳製品和紅肉，不會引起心臟病，反而有助於預防它。真正的罪魁禍首是加工食品、速食品、烘焙食品和人造奶油中的反式脂肪。

豬油椰子油之類才是好油

橄欖、芝麻、花生、茶籽這些含油量高的種子，是用傳統的冷壓方法將油從種子裡直接壓榨出來。這些壓榨出來、未經精製處理的油都是好油，冷壓也是世界各國傳統的製油方式。更是台灣傳統人家喜愛的食用油。[155]

但是大豆、玉米、菜籽這些含油量低的種子，用冷壓只能壓出少許油，必須先曬乾，再用化學溶劑己烷或汽油來浸泡，將油脂萃取出來，再把化學物質除去，這樣成本會低很多。所以市面上常見的大豆、玉米與菜籽這類油品價格低廉。但可想而知，使用的化學溶劑具有毒性。

我多年來研究脂肪的心得認為，自從美國為了向全球推銷他們盛產的大豆油，大力推廣食用所謂不飽和脂肪酸，扭曲研究結論，讓一般人以為不飽和脂肪才是好油，造成全球沙拉油充斥，商店用此種油來炸食物，卻造成現代人脂肪肝盛行，肥胖盛行，心臟疾病叢生。

我認為古老傳統的食用豬油才是健康的。豬油一直是台灣農業社會的主要食用油，以前台灣的阿公阿嬤，吃了一輩子的豬油，也沒有聽說有什麼問題，也不會肥胖。油煙污垢也很少，只要用熱水就可以

---

154 英國醫學雜誌British Medical Journal，2013，347：f6340

155 但是有些橄欖油是用初榨過的殘渣，再經過化學萃取，用這種方式來降低油品成本，所以選購橄欖油必須詳細看標示。

把廚房擦得很乾淨，完全不需要使用清潔劑。

反而是現在人都改用沙拉油烹調，疾病卻一大堆。因為沙拉油產生的油垢非常黏，抽油煙機很不容易清洗。還有婦女常發現廚房水管堵塞住了，請水電工來修，他們一取出堵塞的水管，就發現都是沙拉油垢。

所以憑常識就可以知道，會堵塞水管與抽油煙機的沙拉油垢，當然也會堵塞血管，造成心臟疾病。

豬油、牛油這些飽和脂肪，雖然含有會促使身體發炎的花生四烯酸（Arachidonic Acid），但多吃一些蔬果，少吃精緻澱粉食品，就可自然抵銷它的壞處。而且豬油、椰子油、棕櫚油中含有月桂酸（Lauric Acid），它可以抗菌、抗病毒、提升免疫力，這是其他植物油所沒有的優點。

冷壓的油裡面除了90%的脂肪，還有10%是食材本身的營養素。像苦茶籽，含有豐富的蛋白質、維生素A、E及山茶柑素等，對於口腔或胃部的黏膜組織有很強的修補能力，抗氧化能力也很高，還能殺掉造成胃潰瘍的幽門螺旋桿菌。橄欖油富含對身體很好的維他命A、E、D、K和橄欖多酚，抗氧化、抗骨骼疏鬆的效果很不錯。

豬油、牛油、椰子油在常溫下是固態，穩定性高，可耐久保存，不易變質，較能耐高溫烹調，比葵花油與沙拉油等更適合用來炒菜，更不容易氧化產生自由基。

重點不在飽和不飽和，而在中鏈與長鏈

營養學界對於脂肪好壞一向只說「飽和」與「不飽和」，簡單地告訴大家飽和的不好，不飽和的才好。這是營養學界長期以來的迷思。

事實上油脂好壞的重點不在飽和或不飽和，而是由「分子鏈」來決定。「中鏈脂肪酸」易吸收、無害人體。「長鏈脂肪酸」會屯積在血管。

大豆沙拉油是長鏈脂肪酸，所以會使抽油煙機沾滿油垢，很難清

洗。當然也會囤積在體內。反而是「中鏈脂肪酸（MCT）」不會囤積在體內，它的代謝途徑是經由肝門靜脈快速送達肝臟分解成熱量。

　　美國營養學家菲佛博士（Dr. Bruce Fife）[156] 出版《椰子油的神奇（The Coconut Oil Miracle）》一書，指出東南亞居民很少患有心臟病，原因是椰子油雖然是飽和脂肪酸，其所含的月桂酸屬於中鏈，化學結構與有害血管的動物性飽和長鏈脂肪酸不同。

　　台北醫學大學保健營養學系教授陳俊榮指出，油脂依其碳鏈數目，有短、中、長鏈之分。[157] 橄欖油、葵花油、芥荼油等食用油的脂肪酸都比較長，通過淋巴管或靜脈運輸到心臟，經由動脈累積儲存，根據身體需要再分解，因此身體就會以體脂肪的形式將多餘的能量儲存下來。若吃進去的是短中鏈脂肪酸，如豬油、椰子油等，身體就會將其快速送達肝臟，經吸收代謝高效分解，不易囤積成體脂肪。

四、身健康第四步：正確攝取維生素

　　再來談「維生素（Vitamin，維他命）」，它是生命活力的動力，也是維持人體正常生理功能必需的有機物的統稱，它們不會提供熱量，也無法由身體自行合成製造，一定要通過飲食來攝取，是人體許多輔酶的組成部分。若是缺乏某種維生素，會引起代謝紊亂或出現障礙而產生疾病。

---

156 菲佛博士是全世界第一位針對椰子油與人體健康相關醫療學術研究的發起人，也是世界上在椰子領域最具權威的學者專家。寫了二十多本書，包括Coconut cures：preventing and treating common health problems with coconut、The Coconut Oil Miracle和Eat Fat Look Thin等等，擔任非營利機構——椰子研究發展中心（Coconut Research Center）主席，始終積極奉獻，教育民眾有關椰子和健康營養方面的知識。

157 2006-04-20/民生報/A10版/健康100分《油脂分長中短鏈 橄欖、葵花油屬長鏈》

人類最早認識的是維生素C，從兩百多年前就開始了，而1930年代發現維生素D迄今[158]，科學家對維生素的研究從未終止，特別是在上個世紀最後二十年裡，人們對維生素的認識發生了深刻變化，一些非常重要的發現，改變了醫學界以前輕視維生素的觀點。

上個世紀以來，幾乎所有的維生素都已經被確認研究過，但沒有真正被重視過。直到七〇年代，包林博士首次提出遠超過人體正常需要量的大劑量維生素C，可以預防和治療感冒理論[159]，引起學術界對食用超過生理需要量的維生素的重視，帶動了世界各地大量的同類研究。

八〇年代以後，一些重要的研究成果更多了，人們對維生素的認識也就更加深入了。其中最引人注目的是發現了維生素C、E、β胡蘿蔔素（維生素A的前趨物質）的抗氧化作用，並明確了它們能在體內從不同環節上對抗自由基，保護細胞被氧化的損害。

維生素分為「脂溶性」及「水溶性」兩大類。

一、脂溶性維生素：包括維生素A、D、E、K，它們在腸道內的吸收與脂肪類似，吸收後可在體內儲存，過量容易發生中毒。

維生素A：維持人體上皮及黏膜細胞阻絕病原體入侵的第一道防線，保護表皮及黏膜使細菌不易侵害、使眼睛適應光線的變化、促進牙齒和骨骼的正常生長。

維生素D：又稱陽光維生素，協助鈣、磷的吸收與運用；幫助骨骼和牙齒的正常發育；為神經與肌肉正常生理上所必須。

維生素E：可減少維生素A及多元不飽和脂肪酸的氧化，控制細胞氧化，維持動物生殖機能，保護細胞膜，增加抗體，有加強免疫系統功能，能降低心臟病風險、延緩老年性癡呆症等性質。

市售維生素E製劑中，天然的原料來自小麥胚芽，成分標示為d-α-tocopherol。化學合成的原料來自石化副產品，成分標示為dl-α-

---

158 http://www.zwbk.org/MyLemmaShow.aspx?zh=zh-tw&lid=159657
159 http://lpi.oregonstate.edu/mic/vitamins/vitamin-C

tocopherol（多一個英文l字）。化學合成的維生素E的抗氧化能力只有天然的20-90%不等。要食用維生素E最好在飯後，因為讓它隨同脂肪經由腸道吸收，效果比較佳。

維生素K：構成凝血酶所必需的一種物質，可促進血液在傷口凝固，以免流血不止。

二、水溶性維生素：有B群及維生素C兩種。易為身體吸收，組織達到飽和後，多餘會隨尿排出，不造成中毒。

維生素B群：與細胞正常的新陳代謝與生長分裂有關，缺乏B群會使細胞活力下降，使人感到體力不繼。國人飲食普遍缺乏維生素B群，因此容易發生口腔炎、嘴唇長紅庖，也就是中醫所說的火氣大，最簡單的方法就是立即食用高單位天然維生素B群。

B群包括：B_1、B_2、B_5、B_6、B_{12}、菸鹼酸、葉酸、泛酸、生物素等。具有提神作用，市面上大多數維生素B群是化學合成的，吃了以後小便會很黃濁而且難聞。天然食物萃取的維生素B群就不會有這種現象的。對大多數人而言不適合睡前吃，會影響睡眠。

維生素C：是細胞間質的主要構成物質，能加速傷口癒合，增加對傳染病的抵抗力，具有抗氧化功能。缺乏維生素C，病原體侵襲人體成功的機率就會提高，也更容易感染疾病，會引起壞血病。

包林博士曾大力提倡維生素C具有抗癌及抗老化的作用，必須大量服用。而且維生素C另一項被重視的效果，在於其預防癌症的功用。世界上已有數百篇營養學研究發現，攝取越多維生素C，癌症發生率越低，其中尤其與胃癌及食道癌的關係最為顯著。

荷蘭曾進行一項十二多萬人的大規模飲食調查，再次證明由飲食中得來的維生素C，有減少胃癌發生的效果。但是要由食物中獲取夠量維生素C，每天必須攝取500毫克以上，無法從天然水果中獲得，所以最好是每天額外食用天然維生素C。

化學合成維生素的害處

市面上絕大多數維他命都是依照美國藥典（USP）容許的化學合

成方法製造，稱為「第一代維他命」，都是以石化工業副產品為原料製造的營養品。已經有很多研究顯示，化學合成營養品的生物活性、吸收度方面，都比天然原料差，而且不少化學維生素易堆積體內而中毒。

看看下頁的化學營養品，原料全是石化工業副產品，也就是都由塑化劑製成，所以天天服用此種營養品，等於天天攝取各式各樣塑化劑，當然有害身體。所以我一向告誡大家最好不要吃化學營養品，道理在此。

下表是天然與合成維生素原料區別：

種類	天然維生素原料	人工合成維生素原料
維生素A	胡蘿蔔	甲醇、苯、石油酯類、乙炔
維生素B1	營養的酵母，米糠	瀝青、酸性氯化氫、丙酮氨
維生素B2	營養的酵母，米麩	醋酸合成物
維生素B3	營養的酵母，米糠	瀝青衍生物、氨、酸
維生素B5	營養的酵母，米糠	甲醛和異丁烷的濃縮物
維生素B6	營養的酵母，米糠	石油酯類與用甲醛和異丁烷
維生素B8	玉米，米糠	硫酸和氫氧化鈣的水解產物
維生素B9	紫花苜蓿芽，米糠	酸和瀝青衍生物，乙炔
維生素B12	營養的酵母	鈷胺素與氰化物反應
維生素C	西印度櫻桃，柑橘	丙酮製的氫化糖
維生素D	營養的酵母	動物脂肪／牛腦抽出物
維生素E	玉米，大豆，蔬菜油	三甲基氫醌、植物醇與精緻油

最佳的食物型態營養素

英國醫用營養學研究院將營養素分為下列三代，我二十年來採用的就是第三代天然食物型態營養品。

食物型態營養素都是以酵母菌培養，以豐富而充足的營養素，在酵母細胞體內進行新陳代謝，讓酵母細胞逐漸成長，注入不同的單一元素，又會產生不同的營養成分。並且運用高科技將酵母細胞外層的細胞壁打破，內部營養素即為人體所需的營養成分，能被人體辨識與吸收。

我們研發生產的各種營養品就是要符合第三代食物型態，有活性，具共振頻率，使用褐色玻璃品，不用白色塑膠瓶。若是有病人親自來找我，都會拿二瓶給病人拿著，瓶底兩兩相對，慢慢向左右分開又聚攏，去感應它們的吸力。比較敏感的人絕對會有體會，表示具有量子效應。

特性	第一代	第二代				第三代
	化學合成	螯合型	天然萃取	天然濃縮	天然混合	食物型
原料	石油衍生化學物	化學合成＋胺基酸	天然原料	天然原料	天然原料＋化學物	天然原料蛋白質載體
製程	運用化學反應複製合成相同化學結構	運用正負極性將兩者相吸結合而成	以溶劑或分離法提煉出純化維他命	只將水分去除保留原始狀態	將天然物與化學物兩者混合	萃取純化再用蛋白質載體螯合
接近天然結構程度	無	低	中低	中高	低	高
吸收率	5-20%	10-30%	20-50%	60-90%	10-30%	70-90%
利用率	10%	10%	10-20%	80-90%	10%	100%
單位量	高	高	普通	低	高	高
體內保留時間	2hr	2hr	2-6hr	18hr	2hr	18hr

殘留負擔	5級	5級	2-3級	1級	5級	0
農藥殘留	0	0	4級	5級	4級	0
安全性	低	低	普通	普通	中低	高
單位價格	3-10	10-20	60-100	40-80	10-30	25-40

多攝取食物型態維生素C

七○年代，包林博士與卡美隆博士（Ewan Cameron）合著出版《癌症與維他命C》，提到定時服用大劑量維生素C，可以預防癌症在體內孳生，對已得癌症的人也有效果。

他們也發表論文[160]，指出一個人是否會得癌症，得了之後是否惡化與好轉，與本身抵抗力的強弱有很大的關係，假如能增加身體的抵抗力，則對癌症治療必有改善，而維生素C正有此功效，可以增強病人的抵抗力，抑止腫瘤的擴大，防止轉移，增強免疫力，改善健康狀況等。

實驗指出，維生素C極度缺乏時，身體會變得非常衰弱疲倦，而維生素C是生物體合成肉毒鹼（carnitine）不能缺少的一種物質。癌症患者體內的維生素C含量若是很低，容易導致身體惡質化。維生素C又可提高放射療法的效果，可保護正常組織，會減少皮膚及骨髓受到放射線的傷害，也可減少化學療法的副作用。

合成的維他命C成分標示都是「抗壞血酸（Ascorbic acid）」。天然的維生素C的原料大多為天然柑橘類，或是加入一些水果萃取物。除了能保留多樣天然維生素C有效成分之外，還必須含有5：1的生物類黃酮。

當今人類體內慢性發炎狀況很多，維生素C就是最佳消炎物質。疫情那三年，自己每天一定三餐各食用一粒維生素C，一天達到1500

---

[160] Cameron, E. & Pauling, L. (1976), Proc. Natl. Acad. Sci. USA 73, 3685-3689

克劑量。有時覺得額頭似乎有些烘烘，就立即吞服兩粒維生素C，一天多達八粒4000毫克，很快就沒事了。

曾經有幾位小孩感冒了，他們的祖母早就在食用全我的營養品，知道好用，便給小孩一次一粒，一天兩至三粒，次日感冒跡象就沒有了。那些小孩體會到好處，有時沒有感冒時也想吃，便跟阿嬤說：「阿嬤，我要吃西西。」這些都是幾位阿嬤告訴我們的。

五、身健康第五步：正確攝取礦物質

礦物質占人體約4.4%，量很少卻是人類不可缺少的營養素。然而文明越進步，現代人的飲食趨於精緻，食物在製作過程中已喪失原始應有的養分，再加上環境污染、飲食作習不正常等惡質條件，現今的人類慢性疾病和癌症的發生率，已經比十年前平均提高40-50%。

包林博士說過：「你可以追溯任何疾病、任何病痛以及任何症狀，都指向礦物質缺乏。」[161] 可見礦物質的重要性。

人體如果少了部分礦物質和維生素，這輕者會發生多種致死疾病，重則在十天內死亡。實際上，許多原因不明的身體不適症，如乏力、情緒急燥、皮膚粗糙、牙齦出血、頭部沉重等，幾乎都與維生素和礦物質的缺乏有關。

美國醫學研究曾做過一份《慢性疾病與礦物質含量》的抽樣報告[162]，以每一千名病患為單位，就缺乏礦物質鉻、鎂、鉀、銅、硒的心臟病罹患率而言，由西元1980年平均75.4人，提高至1994年平均89.47人：其次，缺乏銅、鐵、硒、鎂、鋅的慢性支氣管炎患病

---

[161] https://paulingblog.wordpress.com/2008/10/28/clarifying-three-widespread-quotes/ 原文是You can trace every sickness, every disease and every ailment to a mineral deficiency.

[162] http://sandia168.pixnet.net/blog/post/54320116-我們為什麼要補充營養素？

率，則在十四年間提升約50%：再者，因爲缺乏鈣、鎂、氟、銅而產生骨骼畸形的患病率也提升約47%。

衛福部曾經調查全國人民的營養狀況，表明國人營養素攝入普遍偏低。其中以鈣的缺乏最爲明顯，僅達每日供給量的49.2%，鋅的攝入量僅爲每日標準的85.6%。兒童膳食中，維生素及微量元素的攝入更是普遍偏底。兒童嚴重缺乏A、B_2、B_1、B_6、C與鈣、鋅、鐵、硒。

微量元素的重要性

微量元素在人體中含量很少，但與生長、發育、營養、健康、疾病、衰老等生理過程關係密切，是非常重要的營養素。

科學家也發現鋅、鈷、鎂、鉬等是家畜家禽正常發育不可缺少的營養素，缺乏時就會出現生長停滯、產仔困難，甚至死亡。後來又相繼發現除碘、鐵、鋅、銅、鈷外，硒、鉻、釩、氟、矽、鎳等也是人體必需的。

諾貝爾獎醫學生理學獎得主布洛貝爾博士（Gunter Blobel）指出：

現在的土壤貧瘠，又受到化學物如農藥、除草劑、酸雨……等污染，因此所有植物已失去原有的養分，動物吃了這些植物，牠們的肉、奶、蛋也不可能有原來的養份，在此情形下，即使營養師懂得食物搭配，也無法吃出健康。因爲土壤中各種生物體必需的微量元素受到破壞，而影響到整個生物鏈的健康。[163]

微量元素研究之父貝瑞斯（Bieres）的《最後忠告（By Right of the Last Word）》即說：「現代人只有補充人體嚴重缺乏的微量元素，才能達到真正的營養均衡，否則營養不均，機能失衡，永遠無法

---

[163] http://ldh201302.pixnet.net/blog/post/130677662-【預防文明病，從補充礦物質微量元素開始】

健康。因爲健康就是平衡。」164

　　越來越多研究證實「微量元素爲營養素之王」，然而我們的飲食中已嚴重缺乏微量元素，因此吃得再豐富也是白費，這些是現代人的無奈，微量元素的缺乏也是文明病的由來。

　　顯見，何以台灣人越來越不健康，確是營養不足所致。期望所有人都要用心理解，用心改進，不要走向「平常不養生，以後養醫生」的人生。

　　一般礦物質與微量元素是以「無機」化合物型態存在，直接攝取時人體吸收度、生物利用率、生化活性等都很低。但若超過一定量又對人體產生毒害，因此世界各國都定有每日平均攝取量。

　　植物吸收土壤裡的無機態礦物質，然後轉化爲有機態，所以我們直接攝取植物是可以攝取礦物質的，不過由於現在土壤貧瘠、化肥太多，當今的土壤已經缺乏礦物質，植物的礦物質含量也不足。因此如何利用科技，將「無機態、吸收率低、低活性」的礦物質微量元素，轉換爲「有機態、離子態、高吸收率、高生物活性」，就是一門學問，方能確保健康的要求。

最重要的微量元素——硒

　　我在沒有罹患腫瘤之前，根本不知道硒（Se, Selenium）的重要。也就是在當年8月底搜尋癌症文獻時才看到相關文章，也才知道在二十世紀，硒並不被視爲營養素，反而被當作和鉛等重金屬一樣的有害物質。

　　直到1979年在中國東北、西伯利亞、朝鮮半島等流行一種克山症（Keshan disease），被證明是硒元素不足所造成165，其重要性才逐漸爲世人所知。

---

164 http://www.thinkerstar.com.tw/WSLF/TrinityMed/20080224ChiMei.pdf

165 http://onlinelibrary.wiley.com/doi/10.1111/j.1600-0773.1986.tb02772.x/
　　abstract

隨後科學界又發現硒具有很強的抗氧化功效，可以抗老化，從動物實驗中又發現，缺硒會造成微血管脆弱，也容易引起肌肉無力、心臟受損。從此含硒的營養品及健康食品就在歐美市場大行其道。

　　2000年11月我在搜尋硒元素的文獻時，就找到硒與癌症密切相關的文獻，指出血中硒含量低的人的癌症發生率和死亡率都較高。硒具有顯著抗癌功效，能有效抑制乳癌、肺癌、小腸癌、大腸癌、肺癌及肝癌細胞的生長，引發癌細胞的自然凋零死亡（apoptosis）[166]。可降低化療、放療產生之副作用，增加治療效果，減輕疼痛。

　　科學界證實只要每天攝取200微克，就可以減少50%患癌症的風險。[167] 所以美國人防癌措施是每人每天必須補充200微克。當我看到這些文獻，心中就想，那不簡單嗎？既然每天攝取200微克就可以減少50%，那麼我每天攝取400微克，不就能百分之百消除癌症了嗎？那還有什麼可怕的。於是就很認真繼續搜尋論文。

　　之後又看到權威《科學》雜誌也報導，有機硒可吸收太陽紫外線，使人體不受紫外線傷害。而且《營養學刊》也有硒與癌症預防的基礎研究[168]，硒的重要性已經儼然成為一門專業的「硒醫學」了。[169]

　　當時我就很高興，可是那時的台灣沒有硒營養品可買，便找美國朋友幫我寄過來，當然我會告知要買有機的，因為無機態的硒鹽是有毒的，不能多食。

　　要判別硒營養品是否安全並不難，只要看成分表上寫著Sodium Selenite（硒酸鈉）就是化學合成的，成分劑量通常不超過50微克。

---

166 https://www.springer.com/journal/10495

167 http://drsircus.com/medicine/selenium-medicine-e-book-launch

168 Ip, C (1998). "Lessons from basic research in selenium and cancer prevention" (PDF). The Journal of nutrition 128 (11): 1845–54. PMID 9808633

169 http://drsircus.com/medicine/selenium-medicine-e-book-launch

安全的有機型態的硒會寫Selenium Yeast（硒酵母），每日食用200至400微克也不會中毒。[170]

國外又經過數十年的研究，到了目前已有四萬多篇論文，證實體內硒元素不足會引發四十多種疾病，如心肌損傷、動脈硬化、心腦血管疾病、高血壓、高膽固醇、高甘油三酯、高血脂、糖尿病、胃腸道、男性生育能力、細胞膜變性等一系列疾病都與缺硒有關[171]。

硒又可改善各種發炎性疾病，如帶狀皰疹、蜂窩性組織炎、敗血症、紅斑性狼瘡，僵直性脊椎炎、類風濕關節炎。又可改善皮膚疾病、乾癬、濕疹、異位性皮膚炎、粉刺、青春痘。

當我看到微量元素硒有這麼多好處，一時之間不太願意相信，怎麼會有如同仙丹的東西？便繼續發揮研究精神，繼續尋找文獻，又找到：

(1)、硒有助於緩和婦女更年期的熱潮紅和其他更年期的不適症狀。

(2)硒能和有害金屬如鉛、汞、鎘直接結合，排除體內各種重金屬，降低人體傷害。

(3)、男性體內的硒半數集中於睪丸及鄰近前列腺輸精管中，硒會隨精液一起排出體外，所以男性需要攝取更多的硒。

(4)、能提高紅細胞攜氧能力，增高血氧濃度，降低血液粘稠度，減少血栓形成，活化血液。

到了2015年，又找到「食物型態有機酵母硒複合物」，每顆膠囊含有200微克有機食物型態酵母硒濃縮物，添加150mg柑橘檸檬果肉濃縮精華的維生素C，強調具天然活性，無毒，安全，抗氧化功能加倍。看起來似乎不錯，於是便買來食用。也當作提供給洽詢病人的健康建議。甚至在三年疫情期間，我將「胺基酸、C、硒」組合成防疫三寶，幫助了很多人平安無事。

---

170 http://www.livestrong.com/article/229192-what-is-selenium-yeast/

171 http://www.ncbi.nlm.nih.gov/pubmed/20812787

但是十多年來，始終有一個遺憾，就是爲何台灣本土營養品廠商不研發呢？硒是那麼重要的微量元素，難道台灣的生技公司不知道嗎？

或許是老天爺聽到我的遺憾與呼喚，就在2021年中，大千出版社梁社長送我一罐米麩產品《稻中寶》，裡面竟然含有硒、鍺、鉻、鋅這些礦物質，一看大爲高興，心想台灣終於有了這麼好的食品嗎？於是早餐就沖泡來喝，口感像米麩。便跟梁社長說，要認識這位研發者。於是在社長安排下，和研發生產的許董事長見面了。

當天，對方一看到我的名片，便很高興地說：「正要找你。」因爲幾年前看了我出版的自然醫學書籍，裡面提到Nutraceutical，說我是他的啓蒙老師，這些年他就在進行醫療級食物的研發，他把Nutraceutical稱爲「食物藥」。以「硒鍺先生」自勉。

許董是中興大學食品科學系出身，談及他將「機械製造+生物科技+農業+營養學」做了跨領域整合，選用由無污染喜馬拉雅山岩鹽稀釋過後的優質水當作灌溉水，透過獨特農法與契作，成功的在宜蘭種植出富硒又富鍺的有機米，以及合歡山上硒鍺有機高山茶。

許董送我一包「硒鍺有機米」與一盒「硒鍺鋅高山茶」，回家之後便用電鍋煮硒鍺有機米來吃，必須說眞的非常好吃，光是品嚐白米飯就非常香甜。硒鍺鋅高山茶在上班時便用水杯沖泡來喝，口感溫潤回甘，有一股其它品種茶葉說不出清爽感覺。有朋友來訪，我也沖泡給他們喝，全部回應：「很好喝。」

身爲深愛台灣的我，看到有台灣人能夠研發生產富含微量元素硒鍺的本地食物，這是台灣之光，必須加以支持，更重要的是售價並不貴。所以便買了不少硒鍺有機米、高山茶分送給好友，也讓他們能品嚐台灣道地的好食材。

不久有一天，認識多年的高雄市某職業工會王理事長，發給我「台灣第二屆植富硒研討會暨成果發表會」的DM，上面寫著《物以硒爲貴》，會議主題包括：硒元素的新奇魔力、硒對重大疾病的貢獻、抗衰老的新硒望、台灣植富硒農業豐碩成果、台灣植富硒類新藥

百億商機。

　　我就很好奇，台灣竟然有這種以推廣植物硒的協會，想進一步了解，便透過王監事主席安排與理事長見面。才知道該協會成立於2016年，是台灣唯一專研植物硒的研究機構。八年來，已經成功孕育出三十種以上的富硒植物，甚至也朝藥用植物發展，並提供做為類新藥原料，未來將廣泛提供給生技廠，做為高純度、高質量的類新藥。

　　這又是一件台灣之光，我相當高興，值得支持。特別是聽到李理事長介紹已經成功建構出植物硒的產業鏈，與全台灣近90%的縣市都有農民契作。聽到「與農民契作」這一點最得我心，台灣農業本來就值得驕傲，近年來農民生計非常辛苦，能將有機概念傳輸給農民，並導入植物硒食物原料的生產，將創造更加精緻的高檔農業，這將是台灣未來農業與生技的金磚呀。

如何正確補充鈣質

　　第二重要的礦物質是「鈣Ca」，大家都知道缺鈣會得骨質疏鬆症，也知道要吃鈣片，但是，卻完全缺乏鈣的常識。

　　人體99%的鈣存在骨骼與牙齒內，其餘的1%的鈣分散在全身各處。事實上缺鈣的症狀高達十五種左右，會有過動、亢奮、神經質、心跳過快、神經傳達不良以及體液濃度失衡的很多問題。

　　成長中的青少年，需要大量鈣質以強壯骨骼增長；孕婦也應攝取足夠鈣質，以滿足胎兒生長和母體需要。中老年進入更年期後，要加強鈣質攝取，避免骨質疏鬆症的問題。

　　美國乳品委員會給大家的建議，是每日鈣攝取量以1000毫克最適宜。衛福部在公告文字中特別說：「以鈣質為例，成人原來建議量為600毫克，此次修訂時以足夠攝取量來表示，成人每天為1000毫克，而上限攝取量為2500毫克，即所攝取的鈣質無論由食物或補充劑等獲得，一天的總攝取量以不超過2500毫克為宜。」

　　舊的鈣質每日攝取標準只有600毫克，但衛福部也有做過統計，國人每日攝取的鈣質平均只有約507毫克，現在改為至少1000毫克，

每天都幾乎不足一半的量。

另外，財團法人千禧之愛健康基金會報導：「鈣質尤其嚴重，成年人一天鈣質的建議攝取量是1000毫克，調查發現國人一天攝取鈣質的平均值約在500毫克左右。」[172] 可見國人每天缺鈣500毫克，長久下來對生理機能及骨骼系統有著深遠的影響。[173]

台灣《常春月刊》曾經和中華民國骨質疏鬆症學會合作，進行「骨本IQ大調查」[174]，結果顯示，台灣人對於骨質疏鬆症的認知與知識，正確率僅達六、七成。調查報告中說「台灣市面上流行的維骨力、阿鈣、固樂沙敏、善存、綜合維生素、骨頭湯、深海魚油、維生素E、維生素C等，與骨質疏鬆症的預防並無關連」。可見大多數人的補鈣觀念並不正確，而且不會選購營養品，都是吃了很多有效度、吸收度很低的營養品。

市面上的鈣製品，成分標示「碳酸鈣」，全是取自動物骨、牡蠣殼、貝殼或珊瑚等，人體吸收率大約22至25%，大部份都結合脂肪排出體外。而且在食用後容易產生胃脹氣不舒服，必須飯後服用，否則沒有胃酸就很難吸收。

由於碳酸鈣是取自廢棄甲殼或牡蠣殼的動物性鈣，當然可以號稱天然鈣，但如果原料處理不小心，極容易發生重金屬污染或殘留菌等危險，由於它的製程成本非常低，利潤空間比較大，所以市面上充斥動物性的碳酸鈣營養品，選購時必須認清。

美國德州大學西南醫學中心從事內分泌、糖尿病及代謝研究的學者希勒博士（Howard J. Heller）[175]，曾在《臨床藥理學期刊（Clinical Pharmacology）》發表論文指出：「檸檬酸鈣的吸收度為

---

172 見http://www.1000-love.org.tw/user/article.aspx?SNo=0000670

173 http://0123456789.tw/?p=2543#sthash.Vv9G1GQB.dpuf

174 https://clarkhuangusa.wordpress.com/2005/09/24/骨本大調查報告解析-常春月刊/

175 http://health.usnews.com/doctors/howard-heller-301834

碳酸鈣的2.5倍，高出76%的人體吸收率。」[176] 植物性鈣又可以不用擔心體內結石的問題。比較常見的是檸檬酸鈣及葡萄糖酸鈣。

　　近年又有一種取自深海海藻的鈣，透過酵素型胺基酸使海藻鈣改變型態，重新鍵結成胺基酸螯合鈣，具水溶性小分子狀態，吸收率可達95%，算是品質很好的鈣產品。

缺乏礦物質導致的慢性病

　　越來越多的研究顯示，幾乎各種慢性疾病都和礦物質的缺乏有關，而這些年來癌症、糖尿病、高血糖、骨質疏鬆症等患者增加，又有更多的人有慢性疲勞的跡象，甚至越來越多的人有憂鬱症與躁鬱症傾向，事實上全是因為體內微量礦物元素缺乏所致。

　　文獻已經明確指出缺乏微量元素會導致的疾病很多，現列出如下：

疾病	缺乏的礦物質	疾病	缺乏的礦物質
癌症	硒、鍺、鎵	心血管疾病	硒、鎂、鉀、銅、鈣
陽萎	硒、鋅、鉻、鈣、錳	免疫系統衰退	硒、鋅、鉻、銅
貧血	硒、銅、鐵、鈷	慢性疲勞症	硒、鋅、鉻、釩
氣喘	鋅、鎂、鉀、鉬、碘	肝功能失常	硒、鋅、鉻
脫髮	鋅、銅	鏈珠菌病	硒、鋅、鉻
水腫	鉀	肌肉萎縮	硒、鉀、錳
坐瘡	鋅、硫	纖維化囊腫	硒、鉀、錳
濕疹	鋅	氧化衰老	鋅、鐵、銅、錳
痙攣	鈣、鎂、錳、鈉	齒齦萎縮	鈣、鎂、鉀、硼
便秘	鎂、鉀、鐵、	骨質疏鬆症	鈣、鎂、錳、硼
畸形兒	硒、鋅、鎂、銅、鈷	抑鬱症	鈣、鈉

176 http://onlinelibrary.wiley.com/doi/10.1177/009127009903901106/abstract

不孕症	硒、鋅、鉻、銅、錳	手腳冰冷	鎂
過動症	鋅、鎂、鉻、鋰	神經不安	錳
糖尿病	鋅、鉻、釩	甲狀腺腫	銅、碘
高血糖	鋅、釩、鉻	肌肉下垂	銅
失憶症	鋅、錳	皮膚皺紋	銅
脆指甲	鋅、鐵	灰髮	銅
關節炎	鈣、鎂、鉀、硼、銅		

由上表可以看出「硒、鍺、鎵」是防癌抗癌必須品；「鋅、鈣、鎂」的出現率也極多，可見這些都是我們每日要勤於補充的礦物元素。

六、從衛福部提高每日營養攝取量談起

2002年10月15日，當時的衛生署重新修訂過去的《每日營養素建議攝取量》，名稱也改為《國人膳食營養素參考攝取量》，我們由公告的文字就可以建立新而正確的營養攝取觀念，了悟「營養不足」才會生病呀！

公告文字說：「包括熱量、蛋白質、十三項維生素及七項礦物質的國人膳食營養素參考攝取量已定版，……國人每日營養素建議攝取量（Recommended Daily Nutrient Allowances, RDNA）上次於民國八十二（一九九三年）修訂，惟隨著時間之改變，對於營養素建議量之定義及計算方式均有改變，……此次修正除參考美國、日本、中國大陸之資料及相關之研究報告外，我國第三次國民營養調查之本土資料，更是此次修正的主要依據。」

最重要的句子在此：「以往訂定營養素建議量時，係以避免因缺乏營養素而產生疾病之方向考慮，此次則將預防慢性疾病發生之因素

亦列入考慮。」

　　建議大家仔細思考這個修訂的字詞，方能知曉以前的營養攝取量舊標準，只是「避免缺乏營養素而產生疾病」的最低量，如維生素B$_2$是10mg、維生素C是60mg，這是每天的最低攝取量。

　　但是實在令人費解，美國FDA把這個「避免缺乏營養素」的每日需要攝取的最低量訂為RDA100%，讓所有醫學界營養學界都誤解為這個量是每天攝取的最高量，也讓大家都認為不能攝取過量。

　　我在演講時常說：「將營養素每日最低攝取量訂為100%，會被誤解為最高量，醫界又時常告訴大眾營養不要攝取過量，當然就使得所有人都營養不良，疾病叢生了。」

　　延用數十年的錯誤營養知識，造成現代人疾病叢生。如今衛福部將「預防慢性疾病發生之因素」考慮進來，這就告訴我們一項很重要的新觀念，那就是：要預防慢性病發生，每天必須攝取這麼多營養量，如維生素B$_2$新標準為100mg，是以前的十倍。維生素C每日新標準為100mg，然而這也只是「預防慢性疾病發生的量」，你每日吃200mg維生素C也沒有關係，因為維生素C的上限量提高為2000mg，也就是說你在健康的狀況，天天食用這個上限量以下，都是容許的。

　　但如果已經生病了呢？就表示營養缺口很大，就必須攝取更多的營養量，才能讓細胞回復健康，細胞才有能力矯正疾病。這就必需要依靠營養醫學專業來做食用建議了。

　　曾經有位住在台北的陳小姐，她是乳癌患者，又有胃潰瘍又失眠，在還沒有做化療前看到我的書，立即打電話給我，我就提供一些資料給她，她非常有概念，立即依我的指示食用正確的營養素，然後開始做化療。二個月後一個下午她打電話給我，很高興我提供的建議，讓她的情況很好，在電話中聽她的聲音，真是中氣十足，她自己說「不像是一個在治療癌症的人」，更重要的是她要讓我分享她的喜悅，同時謝謝我。

　　她又說：「我不會寫書，你可以把我的高興寫在書裡，讓更多人知道。」這位小姐在往後的治療過程中，情況非常好，沒有太大的副

作用，整個過程相當順利，最後腫瘤完全消除了，同時也把一些其他的身體不適去除，她說：「有如脫胎換骨。」

因為我是依據官方新的營養攝取上限量，做疾病矯正的營養配方原則，將「預防慢性疾病發生」，提高為「抑制已發生的慢性疾病」而已。可見，要消除疾病並不難，只要用對營養素以及吃夠量。

在此必須交代，衛福部的標準是以一般化學合成的營養品為規範，我也不建議吃太多化學營養品，所以醫護人員會交代營養品不要吃過量也是有道理的，因為他們認知的就是化學營養品。但是，若是天然蔬果為原料濃縮的食物型態營養素，就不會有過不過量的疑慮了，大可放心食用。

七、碳水化合物盡量少吃

醣類也叫碳水化合物，我們的身體要動、心臟要跳、腸胃要消化、大腦要思考，全都需要能量，也都要依賴醣。可是大家好像被教育成醣類是造成肥胖的幫兇，也是造成蛀牙的首惡，好像對醣類貶抑的較多，稱許的較少。

早期，美國農業部建議人們避免脂肪的攝取，但要多吃富含碳水化合物的食物，例如麵包、穀類、米與麵食。目標在於降低飽和脂肪的攝取，因為它會提高膽固醇的量。然而近年研究發現，大量食用精製的碳水化合物如白麵包或白米，會擾亂體內的葡萄糖與胰島素濃度。因此營養學家已提出新的飲食觀念，鼓勵人們食用有益健康的脂肪與全穀類食物，但要避免精製過的碳水化合物、奶油及紅肉。

所以從營養學的觀點，人體每天攝取的醣類已經過多了，食用糖和其它甜味劑，會提供大量體內不需要的熱量，對健康有害。總之要身體健康必須儘量少吃甜食，以免導至身體偏酸性。所以，本書對於醣類碳水化合物的攝取並不強調。

我自己多年以來每天三餐就減少米飯麵食的攝取，甚至於全天不吃，我的飲食順序是：（1）水：每天盡量喝足兩千cc氫水。（2）胺

基酸：每天早晨兩粒水煮蛋，三餐以魚類肉類最多。（3）維生素與礦物質：各種健康食物統統要吃，不可偏食。(4)脂肪：有時也會直接喝中鏈MCT油脂。

常去大陸的人一定會有經驗，大陸人用餐絕對不會先盛飯，而是先吃肉類魚類蔬菜，最後才上主食（米飯或麵食）。然而台灣人幾十年的傳統就是吃飯配菜，一定先端起飯碗吃一口飯，蔬菜魚肉只是配著吃而已。

我自己平日吃飯一定要先喝幾口湯（最好是味噌湯）先暖胃，然後依序是蛋類、魚類、肉類，及符合五行顏色的蔬菜，不碰米飯麵食。有時去買便當，一定交待不要飯或是飯一半就好。為什麼要這樣？建議大家調整順序試試，舉午餐為例，如果攝取大量米麵等碳水化合物，飯後腦袋一定昏沉沉的。如果不吃飯麵，體會一下腦袋的清晰度！

美國新飲食準則洗刷高膽固醇黑鍋，糖才是健康殺手

七〇年代以來，美國開始宣稱要少吃蛋、奶油等高膽固醇食物，說它們會使動脈增厚，引起心臟疾病與中風。所以我們從小到大都這樣被教育成膽固醇高不好。

但就在2015年2月，美國飲食準則諮詢委員會向美國衛福部及農業部送出最新建議案，作為當年修訂飲食準則的根據。此建議案清楚表明：

> 根據近年研究，沒有證據證明吃雞蛋、奶油、培根、貝類、內臟類等食物會提高血中膽固醇。專家強調：根本就沒有低密度脂蛋白膽固醇和高密度脂蛋白膽固醇之分，膽固醇在我們體內不會導致任何阻塞，請將最新的關於膽固醇的事實廣而告之。[177]

---

[177] https://kknews.cc/health/oxykal6.html

因此新的健康指南中，將不再禁止民眾吃這些食物，徹底除去高膽固醇多年背負的罪名，解除了五十年來的禁忌。[178]

過去的營養學研究，多半是流行病學關聯性或觀察性研究，專家們就是用小規模動物實驗的結果，提出高膽固醇食物導致心臟病的警告，同時對飽和脂肪，如紅肉、牛油、全脂牛奶也嚴格限制。

但是營養學家表示，膽固醇本來就是身體必需的養份，而且已經有許多研究證實，攝取富含膽固醇的食物，與體內血清膽固醇的濃度沒有必然關連；而且人體內大部份的必需膽固醇，都是由肝臟合成的，所以限制攝取膽固醇，沒有意義。

相對地，為什麼在限制膽固醇建議數十年之後，美國人過胖的比例，不減反增呢？專家認為，原因在於美國人吃了精緻的碳水化合物，例如精製糖類，會快速提升血糖濃度，而身體就會分泌胰島素，以阻止血糖濃度快速上升。但胰島素是一種儲存賀爾蒙，會把碳水化合物變成脂肪儲存起來。因此，糖吃多了，就會讓人變胖，而其中的關鍵，就在於胰島素。

密西根大學醫學博士、世界心臟醫學權威專家史蒂芬尼森（Steven Nissen）[179]，曾被《時代》雜誌評為世界上最具影響力的100位人物之一。他認為「這是一個正確的決定，現代醫學逐漸將膽固醇風險研究，轉向要民眾少攝取糖分。美國農業部這一項議題的轉變，也打破了1970年以來醫學界認為高膽固醇食物對健康有害的觀點」。

和信治癌中心醫院黃達夫院長也表示：除了膽固醇解禁，同時建議可適量食用飽和脂肪、飲酒，但強調減少糖份攝取。這對天生雜食的人類而言，顯然是較人性化的建議。少了對膽固醇、紅肉、牛油及酒等的嚴格限制，只要有所節制，好好享受三餐，可增添許多生活樂趣。

---

178 https://www.thenewslens.com/article/17477

179 https://academic.oup.com/eurheartj/article/39/4/262/4817818?login=false

以公共衛生學觀點回顧過去五十年美國人飲食習慣，六〇年代，美國心臟協會為減少心臟病發生，建議限制膽固醇及脂肪攝取，從此汙名化了膽固醇及脂肪。其後，美國政府為了維護美國人健康，自1980年訂定飲食準則，每隔五年修訂一次，但是在五十年後，美國人肥胖、糖尿病、心臟病的問題未減反增。

有醫生指出「糖是合法毒品」，糖的成癮效率是古柯鹼的七倍。衛福部國民健康署也指出，攝取過多糖分，除了容易蛀牙，還會誘發胰島素抗性，增加肥胖、代謝症候群機會，並使血壓、血糖、血脂升高，增加心血管疾病風險，加速身體老化，並被懷疑可能也會增加癌症風險。[180]

所以十多年來，我都在提倡戒糖、少吃碳水化合物，多吃雞蛋。自己每天早晨吃兩顆水煮蛋，根本不會有膽固醇過高的問題。不過大家都已經被錯誤信息洗腦很久了，很多人還是害怕膽固醇，卻不怕甜食、不怕烘焙食品，當然不會健康。

此時美國新研究出爐了，又證明我們多年的提倡是對的，可惜很多人已經失去健康飲食的樂趣了。

八、鹽攝取不足，百病叢生

不知何時以來，「少鹽、少油、吃清淡」開始誤導大家數十年，導致百病叢生而不自知。

WHO建議每日攝取鹽量為5g。媒體不斷報導低鹽飲食的必要性，但很多人明明吃得很清淡，卻還是各種疾病纏身？問題就是缺乏鹽。

「好油、足鹽、吃豐富」，這樣才是智慧養生之道。在133頁已經提過了油脂要吃對。過去的「吃清淡」也是誤觀，造成大家蛋白質

---

180 https://www.ctwant.com/article/247548

不足，尤其是年長者更是營養不良，細胞衰弱，身體虛弱，導致各種疾病叢生，必須「吃豐富」才對。

「少鹽」更是造成大家不健康的原因之一，但是很多人一定不了解。因為不曉得多少年來，大家都被灌輸要「低鹽飲食」，因為就是這種錯誤的低鹽飲食，在美國就造成好幾件可怕的事件。

1995年，芝加哥發生極端高溫天氣，熱浪持續了二星期。共有七百五十人死亡，上千人因為暑熱暈倒。事後調查發現這些死者都是依醫生叮囑，嚴格執行低鹽飲食的人。

2002年波士頓馬拉松比賽，發生選手因為缺鹽低鈉血症而在比賽中身亡。事件發生後，主辦方與有關單位研究，發現補水站只提供水，選手們在比賽過程中喝太多水，卻不知要補充鹽分，造成體內電解質嚴重失衡，不少選手猝死。

2009年梅約診所研究，顯示每一百個美國人裡有三十個患有麩質過敏症，原因是他們的腸道受損，導致不能良好的吸收營養。調查發現，是由於醫生告知要低鹽飲食，以致體內不能生產足夠的胃酸，胃蛋白酶不能正常工作，不能完全消化蛋白質及燕麥中的小麥蛋白。也因此導致到五十歲以上的人，每一百個就有八十個出現麩質不耐受症。

事實上，「鹽」對人體是非常重要的。大家應該都有印象，病人送到醫院急診，醫師一定先在血管吊點滴，注入「生理食鹽水」，補充體內鹽分，為什麼這是第一道手續？大家從來沒有想過。因為要讓體內血液鹽度平衡固定，電解質才能發揮作用。身體內的「水分」與「鹽分」的平衡非常重要，如果每天攝取的鹽不夠，卻喝太多水，就會稀釋體液鹽度濃度，造成電解質運作異常，身體無法儲存過多的水，就會藉由腹瀉、嘔吐、尿液將其排出體外。

提到「胃酸逆流」，大家都以為是胃酸過多造成的，其實不是，也是缺鹽造成的。大家又不知道吧？因為胃酸的產生需要鹽，沒有足夠的鹽，胃細胞不能產生胃酸。又加上大家每天吃太多米飯麵食等碳水化合物，有人更是喜歡吃甜食，它們在胃裡發酵產生氣體，當你的

胃酸pH值高於4的時候，胃灼熱及逆流現象就會產生。

　　但是此時如果胃裡面的鹽度足夠時，pH值降低到2.5，胃蛋白酶就會完全消化掉蛋白質，從而吸收維生素礦物質，就不會有胃不適現象。

　　舉個很常見的例子，有人比較會暈車暈船，那時胃部會很不舒服，又想吐，此時含一個酸梅或話梅，是不是就可以緩解胃的不舒服？原因就是給予胃足夠的鹽分。

　　大家都知道，鹽巴可以用來殺菌、消炎、解毒及防腐。《東醫寶鑑》中詳細解說了鹽的各種功效，還提及如果將鹽水煮沸，再用來清洗膿瘡傷口就能緩和腫毒。《本草綱目》內也提到在傷口處敷上鹽水，消除毒氣，就能使傷口長肉癒合保護皮膚。

　　鹽本來就可以殺菌，所以飲食少鹽，體內長期缺鹽就容易發炎，病菌侵入身體後就比較容易活著，所以導至生病。很多研究也指出體內發炎是萬病之源。所以身體容易發炎的人，就是體內鹽分不足。

　　鹽的功用不只是讓菜餚變得有味道而已，鹽也是正能量的來源，缺乏鹽巴時，肌肉無法正常收縮，會愈來愈僵硬，變得容易疲倦，久而久之，意志會消沈，對於周邊人事物不感興趣，常覺得煩躁和鬱悶。

　　美國與德國的研究團隊，曾在《細胞新陳代謝（Cell Metabolism）》發表一篇論文，記錄著鹽能夠培養出對抗侵入人體的細菌的免疫能力。他們進行有關食鹽對人體的影響實驗時，發現出現傷口的地方累積了高濃度的鹽。攝取大量食鹽的老鼠，能夠從細菌感染中快速恢復，而攝取少量鹽的老鼠傷口處，卻累積了高濃度的鹽。研究團隊提出假設，要是往人體被感染的皮膚上輸送鹽，就可以消滅入侵者，他們得出結論，「人類的感染部位之所以會累積鹽分，是為了要保護自己，會供給鹽分給免疫細胞」。

　　可見鹽的重要性了。可惜長久以來大家都被誤導而攝取太少的鹽，所以病人越來越多。

　　正常人血液中鹽度與水分的比率大約是0.9%，以這個比率來算，

每日喝水1500CC，就必須攝取13.5公克的鹽，若是喝水2000CC，就必須攝取18公克的鹽，才能維持正常血液的電解質濃度。

然而世界衛生組織公佈，「每日水攝取建議量為1500CC，鹽攝取建議量應為五克」。這是全球低鹽飲食的標準。但以我們的經驗來看，這是造成疾病叢生的最大根源問題。因為這個標準低於每日身體所需的一半，如何維持正常血液裡面的水分與鹽分的濃度平衡？

如果每天喝水1000-2000cc，就要同時攝取9-18公克的鹽。《美國醫學會》期刊曾刊載一項研究報告，結論指出：「人體適量的攝入鹽分，可以降低罹患心血管疾病的風險，但如果是採取低鹽飲食，每天攝入不足八克，則會增加心血管疾病與死亡的風險。」

2017年，權威醫學期刊《柳葉刀（刺胳針）》刊登了加拿大麥克馬斯特大學（McMaster University）人口健康研究所，針對全球四十九個國家、超過十三萬人進行調查，「證明低鹽飲食更易引發中風、心臟病風險」。研究還發現，對高血壓患者而言，低鹽飲食並不會有顯著改善，可能還會促使某些不良激素升高。

同年四月，美國波士頓大學的研究也指出，低鹽飲食反而可能會導致高血壓，呼籲政府修改建議鹽攝取量。

日本人的飲食一向比世界標準鹹很多，他們攝取的鹽分超出世界衛生組織規範整整一倍以上，卻是全球最長壽的國家。

有一項針對三十二國進行的跨國研究，結果顯示最長壽的前20%受測者，平均攝取鹽的量約是7-11克，平均九克，都超過現在一般醫學的建議量。

本書建議一般人最好是每天攝取10-18公克的鹽，各位可以拿個小容杯，做上記號。在此也順便交待，不要食用精製的白鹽，那是含氯化鈉99.5%的化學鹽。最好的是傳統海洋日晒的粗鹽，便宜又含有多種礦物質，是大自然中最具消毒力與殺菌力的天然物質。

大家都知道汗是鹹的，表示水與鹽是無法分離的關係。但是大家不知道若是低鹽飲食，每天又攝取大量水分，身體為了要符合體液電解質平衡的鹽度，身體會自動要將多餘的水分排出，就會造成喝了很

多水，一直跑廁所。因此喝了再多的水，身體也無法保留住水，反而會引起慢性脫水。

這個時候只要補充一些鹽，人體就能達到電解質平衡，就能正常儲存水分了。所以，多年來錯誤的「低鹽飲食」誤導大家，也造成高血壓、心臟血管疾病、胃食道逆流人口的增加，也是體內慢性發炎導致很多疾病的起因。

施行低鹽飲食的人，最好立即改善，別再害自己不健康了。

九、一般市售營養品判別法

很多人都知道平日要補充營養品，但是大家購買時都不會看成分，當然看了也不懂，但這是一件非常重要的事。

我曾在中華民國能量醫學會及中華自然醫學教育學會裡頭，看到不少醫師在運用營養品給病人，都會很好奇看一看他們診所內使用的營養品的品牌與成分，通常會發現醫師們其實對營養品並不熟悉，有些是在做營養品銷售的朋友介紹的，朋友說不錯，他們就採用，根本不會判別。甚至我曾經在一家號稱自然醫學診所，看到他們竟然是使用某美國直銷化學合成營養品。

陳思廷藥師[181] 的一篇文章說：「美國地區對於健康食品的管理，並沒有特別的規範，連生產工廠也不需通過GMP標準，就連鐵皮屋搭建、沒有空調的開放式空間，都能生產健康食品，廠商可以任意上市、販售、開發新產品，產品成分只要是沒有超出食品成分管理範圍，就不需另行申報，美國食品藥物管理局也不會對健康食品做任何的查驗或核可的工作。」[182]

仔細看完這一段文字，不禁令人毛骨悚然。所以我會建議要買美國的不如買台灣的，或是買德國、瑞士的營養品，品質比美國的好太

---

[181] http://search.books.com.tw/exep/prod_search.php?key=陳思廷著&f=author
[182] http://www.thinkerstar.com/WSLF/Famous/news-dir-nutrition.pdf

多。

　　以下就介紹天然蔬果萃取的營養品和石化原料合成的營養品的一般判別方法：

天然蔬果原料的營養素	石化原料合成的營養素
聞起來有蔬果香味	聞起來有藥味
不加糖衣，表裡顏色一致	常有糖衣，表裡顏色不一
顏色自然，不含色素	顏色非自然色，加有色素
開封後容易變色、變質	開封後不會變色、變質
放入水中溶解迅速	放入水中不易溶解
溶解後會有沈澱	溶解後呈混濁狀
用褐色玻璃瓶或食用級塑膠瓶	用塑膠瓶、錫箔或紙盒包裝

　　在此依據衛生福利部公告的食品添加物表，列出給大家參考：

1、**防腐劑**：能夠不加是最好的，若是添加也當然越少越好。

　　此類有：己二烯酸、己二烯酸鈉、己二烯酸鉀、己二烯酸鈣、苯甲酸、苯甲酸鈉、安息香酸、安息香酸鈉、丙酸等。（想想「安息」是什麼意思。）

2、**著色劑**：這些添加物也當然是不要添加最好，否則還是越少越好。

　　最常見的是「各類編號食用色素」，另外就是二氧化鈦，又稱鈦白粉，具有高亮度及漂白功能，國際癌症研究中心將二氧化鈦致癌性列為2B等級。

3、**黏稠劑**：打成錠劑用，在容許範圍內可以添加的，但還是越少越好。

　　如：微晶纖維素、羧甲基纖維素鈉、羧甲基纖維素鈣、甲基纖維素、羥丙基纖維素、羥丙基甲基纖維素、聚糊精、糊

精、各式澱粉等等。

4、**抗氧化劑**：這些是沒有關係的，不過還是少一點好。

如：抗壞血酸鈉、維生素C棕櫚酸脂、生育醇（維生素E）、二丁基羥基甲苯、L-抗壞血酸鈉等。

5、**其他**：這一類比較沒關係，但也不能太多。

如：硬脂酸鎂（做潤滑劑及防止結塊劑）、二氧化矽（乾燥劑，有90%的鎖水功能，可以作爲抗粉末結塊用）、檸檬酸鈉（可改善食品的保藏性並除臭，在乳製品中可作爲安定劑）、明膠（天然乳化劑）、甘油（透明而粘稠的液體，不是油，是醇類，保濕效果很好），這些食品添加劑也都是容許的，不過就看廠商的良心來添加了，當然還是添加少一點的比較好。

官方都會訂每一種的最高標準限制，例如防腐劑「己二烯酸鉀」常用於魚肉煉製品、肉製品香腸、火腿、洋火腿、洋香腸等、海膽、魚子醬、花生醬、醬菜類、蘿蔔乾、醃漬蔬菜、豆皮豆乾類及乾酪等，很常見，官方訂定用量以己二烯酸爲每公斤2000毫克以下。

「維生素C棕櫚酸酯」常用在動植物油脂及多類食品中，如對穩定豆油、棉籽油、棕櫚油、不飽和脂肪及氫化植物油有顯著效果。使用在人造奶油及一般食用油脂的限量爲每公斤200毫克。

問題就在這裡，如果廠商使用的添加物每一種都在限量以下，但是使用很多種，會不會有累加效果，產生後遺症？似乎營養學界與醫學界從來沒有談論這個問題。

如很常見的食品添加物之一「二氧化鈦（Titanium dioxide，TiO_2）」，常用於口香糖、糖果、麵包及調味料等之中，作爲增白的色素使用，也是添加在油漆與化妝品中用於增白使用。

法國在2020年就已經禁止使用二氧化鈦，因爲研究發現食品級的二氧化鈦在食用後的吸收率很低，容易累積在體內，可能造成腸道損傷、免疫系統併發症、發生癌前病變。歐盟也在2022年初禁止二氧化鈦作爲食品添加物的使用。但是台灣仍列爲合法的食品添加物。

總之，如果是以天然蔬果萃取的優質營養品，必定不會添加防腐劑及著色劑，膠囊的也不會添加黏稠劑（錠劑的會有）。如果看到號稱天然的營養品，仔細看其成分，卻含有防腐劑與著色劑，就必須要抱著存疑了。

十、身體有狀況的人不宜吃生機飲食

不知什麼時候開始，臺灣流行生機飲食，很多人也在生病後改吃生機飲食，這樣卻有相當大的危險性。因為，生機飲食是很好的「觀念」，但絕不是「療法」，很多人都弄錯了。

生機飲食很適用於沒有疾病卻想減肥的人，例如一些有鮪魚肚的企業家，沒有重大疾病，就可以用生機飲食來改善肥胖。但若企業家們自己有這樣的成果，就認為生機飲食很好，自己從此統統改吃生機，並在企業內大開生機飲食班，甚至也還推介給其他企業，那就錯了。

因為每個人的體質不同，「冷底」體質的人很容易因為吃生機飲食而導致下瀉。

經常在電視上出現的謝宜芳營養師指出，很多民眾並未真正瞭解什麼是生機飲食，誤以為生機飲食是萬能，尤其許多癌症患者，對生機飲食更抱持相當高的期望，以為生機飲食可以治療癌症，反而使得自己營養不良，體力變差。

她也發現為配合忙碌的現代人，市面上出現不少濃縮的牧草汁、桑椹汁等號稱保健的食品，很多民眾以為喝這些產品就是生機飲食，甚至也有病人在商家的鼓吹下，買了十幾種這類保健食品，以為這些強調生機飲食的保健食品可以治癒癌症。

臺北醫學大學附設醫院血液腫瘤科主治醫師謝政毅和我的觀念學理一樣，他說：「正常人長期偏食生機，會營養不均。老人、孕婦、兒童、青少年更是如此。生食有機蔬果要小心抵抗力不足，易造成感染。腎臟病、心臟病及肝硬化者，也易因過量導致電解質失衡，使疾

病惡化。癌症病人作手術、化療或電療時，需要均衡飲食，儲備充足體力才能按時完成治療。」[183]

謝醫師更強調：「生機飲食只是低污染的蔬果，不該被誇大成具有療效的聖品。」所以，絕對不宜經年累月實行生機飲食。正常人是可以偶而為之，可以清除腸道宿便，對身體有益。

生機飲食強調生食蔬果，也容易有寄生蟲感染問題。台北馬偕醫院蔡淑玲營養師表示，現代人尤其強調有機蔬菜沒有農藥殘留，但是有機蔬菜葉上有洞洞，就表示可能有蟲或蟲卵殘留，如果沒有洗乾淨又生食，就可能不小心吃進蟲卵，所以如果要生食蔬果一定要洗得非常乾淨。

很多人會以為像碗豆芽、黃豆芽、綠豆芽或苜蓿芽這一類的芽菜是很好的蔬菜，應該多多生食，可是謝政毅醫師卻表示，因為芽菜的種植、採收、包裝、運輸、調理等過程中，每一個步驟都有被污染的機會。

曾經發生在美國及日本的大腸桿菌感染事件，便是因為沙拉吧食物架上的肉類血水滴入生菜中，造成食客大量中毒或死亡的例子。因此，不論大量商業化栽種或自己DIY，對於看似安全的芽菜都要注意確保衛生，如果能熱食最好，氽燙或小火炒可降低感染的風險，這對癌症或免疫力差的人更是重要。總之，生機飲食是觀念，不是療法，別誤導了。一般而言，沒有病的人可以每週吃一天生機飲食是不錯的保健方法。但是，身體有狀況的病人，就不宜改吃生機飲食了。切記、切記。

十一、我的細胞分子營養矯正臨床做法

自從2001年9月出版《我的腫瘤不見了》之後，每年都有新書出版，協助無數病人獲得正確回復健康的方法。很多病人或家人也會希

---

183 http://www.uho.com.tw/People.asp?id=10

望我能夠進一步直接指導。

初期我都會公開電話或是傳眞，但不久發現每一位打電話來的問題都差不多一樣，每次都要花很多時間重複回答，太浪費時間。

因此便整理出病人通常會問的問題，放在網站http://etLv.me內的「全健康諮詢方法」[184]，請大家先進入閱讀，建立正確觀念。

第一步，要閱讀〈千萬不要死於無知〉一文，這是聯合國的文章，請病人全家人先細讀這一篇，徹底思考健康的道理，認同我的看法後，再繼續進行第二步。

第二步，請大家將下列文章統統列印出來，全家人詳細閱讀，建立回復健康的正確觀念。文章有很多篇：〈呂教授給大家的第一封叮嚀信〉、〈疾病久治不癒的兩個根源〉、〈對待癌症如慢性病〉、〈要健康必須選對營養品〉、〈美國對癌細胞的新研究〉、〈不可忽視的癌症患者營養問題〉、〈病人應遵守的飲食原則〉、〈醫師不願公開的營養療法〉、〈有信心就能克服疾病〉。

大家都仔細閱讀了，也相信我的學理與做法，若希望我進一步協助，就可以將病人的疾病狀況用Line ID:drlu101，會先仔細了解你們的狀況，然後做出精確的細胞分子矯正類營養劑的食用建議。同時又會提供下列文章，要印出全家人仔細閱讀：〈呂教授的第二封叮嚀信〉、〈不要食用化學合成的營養品〉、〈一些好轉反應的說明〉、〈請轉換內在負面思維〉、〈心靈狀態反應出來的疾病〉、〈實踐身心靈健康的練習〉。

病人要找我協助，必須閱讀這麼多篇文章，因爲我不是販賣營養品的商人，而是做自然健康教育的人，希望大家都有正確且完整的健康知識。

依據二十多年來的經驗，能夠一開始就「全然相信」且努力照做的人，都能夠順利的回復健康，因爲「一切來自你的心」，相信就會成功，很多人日後也變成了朋友。

---

[184] http://www.thinkerstar.com.tw/etlv/Health-info/health-infor.htm

事實上我做的不是神奇的事，在我出書的2001年，世界衛生組織也於這一年在北京召開世界自然醫學大會，他們知道現代醫學藥物沒有能力解決慢性疾病的問題，當時就提出「疾病治療靠營養，急症搶救找醫生」。

我只是從2000年起就做對了方法，就是運用優質營養品把細胞養健康而已。不過長久以來，營養品市場良莠不齊，我個人非常不贊成食用化學合成的營養品做爲營養治療之用，必須謹慎。

再次強調，必須用「心」相信本書所有理論與方法能夠解決慢性病，才會成功。如果抱著半信半疑的心，大約只能成功一半。

一切隨緣，你們來詢問，我會提供文章，但不會主動問候，因爲「一切來自你的心」，你們必須主動相信，主動找我，才會協助！

十二、必須視各人症狀對症下營養

前面談的「細胞分子類藥劑營養素矯正疾病」的方法，必須要視各人身體狀況做適當的營養配方，一方面要達到最大效果，二方面讓大家不要多花錢。

有一位住在高雄的蕭先生因大腸癌手術，也做了化療。之後就力行生機飲食，喝小麥草汁、蔬菜湯、吃全麥麵包、沙拉等等，相信很多讀者都認爲這樣很健康，可是兩年來沒有更健康，反而在兩年後病情更加嚴重。

蕭先生的女兒來找我，我就問病人平常如何飲食，她告訴了上述的生機飲食後，我馬上說：「錯了。」她很驚訝，市面上不是很多在人在推廣生機飲食嗎？當我進一步問爲何要喝蔬菜湯時，她說：「一位鄰居表哥以前脖子長腫瘤，看過醫生後便力行喝蔬菜湯，結果腫瘤縮小了，所以她父親也喝。」

我又回答：「錯了。」蘇小姐急著問：「爲什麼？」

相信大家都和她一樣，會認爲很多人喝蔬菜湯都把腫瘤控制住了，不知道爲何我說是錯了呢？

其實很簡單，她的鄰居表哥是脖子淋巴腫瘤，不是腸胃系統，所以喝蔬菜湯有效。然而腸胃系統長腫瘤的人，表示腸胃欠佳，再喝生冷果汁類以及吃纖維質多的食物，會造成腸胃負擔更大，甚至體質屬於冷底的人會經常腹瀉，身體一定更加虛弱。

所以，別人吃好的，換另一個人不一定吃好。絕對要視病人的狀況做正確的營養矯正配方才對，這也就是視個人體質對症下營養的道理。

細胞分子類藥劑營養素矯正配方非常專業，不能隨便自行購買食用。然而經常會見到有些人罹患癌症後，就會有一些做直銷營養品的朋友來找他，總會說他們家的營養品很好，已經治好了什麼什麼人。此時病人心急就亂投醫，於是每個月花好幾萬買這些化學合成營養品來吃，甚至有一位女性病人寫email給我，說他的親戚吃一家直銷營養品，二個月花將近四十萬，我一問就知道是哪一家，只能搖頭不能多說什麼。

又有一些病人對我說：「有的一種一天要吃到十二粒，好幾種整個加起來每天都要吃一大碗營養品，實在受不了。」

我都會這樣回答：「如果營養品品質很好，一天一種只要一至兩粒就夠了，要你們一種吃到十二粒，表示有效成分非常低，也表示直銷商會賺更多錢。你們自己判斷吧。」

另外就是病人必須依照配方劑量天天食用，才能有效回復健康。有的人吃一天休息一天，縱使給你仙丹也是沒有用的。

所以，在此請讀者叮嚀自己，健康是自己的責任，連自己都不認真看待，別人是無法幫忙的。

十三、來自宇宙高維的重要信息

在本章結束前，我要提一個很重要的基本觀念，這個觀念不是我自己腦袋想出來的，而是在一次清晨矇矓睡醒時突然進入我的腦子裡，那是宇宙高智慧生命傳給我的：

人體細胞原本是設計用來適應大自然的食物，它們有頻率，所以細胞對於進入體內的天然食物，知道什麼頻率，知道要分泌何種酵素來分解及代謝，因此食用天然蔬果製作的營養素不會累積在體內。

但利用石化原料製造合成的營養素，沒有頻率，細胞無法辨識，認不得，也就不知要如何分解及代謝它們，於是就會累積在體內，尤其是在肝臟和腎臟內，造成負擔，時間一久，就產生肝臟和腎臟的疾病。

因為天然食物有活性，有振動頻率，細胞也是活的，它們會共振，能夠分解。而化學合成的營養品沒有活性，沒有頻率，是死的，細胞無法分解。

地球上的科學家以為天然和化學合成的分子式一樣，功效就一樣，事實上，無形的能量頻率才是最重要的，化學合成的物質沒有能量，所以對人體沒有益處。

這一段用「能量頻率」字眼，揭示天然營養品和化學營養品最大差異的文字，其重要性不言可喻。希望讀者能夠細細體會，有助於大家的健康。

心法二　物理面：身健康療育法

　　美國國家輔助整合健康中心的「心身操作（Mind-Body Practices）所列的項目包括：瑜伽、整脊、整骨、冥想、按摩、針灸、放鬆技巧、太極、氣功、觸療、催眠、運動療法等。事實上一般人也很難面面俱到。

　　經過多年觀察與考量，做了一些排除，像是「運動療法」在西方有很多人提出不同的方法，但有些項目經不起考驗，甚至有一些運動療法提倡人自己就在運動中猝死，所以摒除在外。

　　瑜伽、脊柱推拿、經絡按摩、針灸、足部按摩等，屬於身體方面的調理，市面上已經有很多師傅在操作，只要能找到手藝好的師傅就能夠進行療癒。我自己也大約每個月會去調理一遍。

　　不過幾經思考，綜合並簡化東西方輔助健康方法，認為「精油療法、頻率療法」二者符合個人易學易行的物理面療癒理念，除了操作方法必須正確外，更重要的是要了解它們背後的影響，這也是物理面的層次。

一、精油療法

　　芳香療法是指藉由芳香植物所萃取出的花精或精油（essential oil）做為媒介，以按摩、泡澡、薰香等方式，經由呼吸道或皮膚吸收進入體內，來達到舒緩精神壓力與增進身體健康的一種自然療法。[185]

　　精油療法是法國化學家蓋提佛斯（Rene M. Gattefosse，1881－

---

[185] https://zh.wikipedia.org/wiki/芳香療法

1950）於1928年在科學刊物上發表其研究成果時，創新使用的一個名詞Aromatherapy[186]。他也證實了植物精油在科學上的立論點及其根據，即：「植物精油具有極佳的滲透性，能達到肌膚的深層組織，進而被細小的血管所吸收，最後經由血液循環到達被治療的器官。」

　　有趣的是，蓋提佛斯在一次實驗爆炸中，手不慎被嚴重灼傷，情急之下，隨即將手浸入身旁一盆液體中，灼傷的疼痛竟然一下子好了許多，而且事後的水泡與傷口也復原的相當好，這盆就是「薰衣草精油」。

　　台灣精油市場非常混亂，必須注意英文名稱標示「essential oil」的才是真正的芳香精油，其他標示如pure botanical perfume（純植物香料）或pure fragrance essence（純香精）等產品，不要以為看到有個英文pure就以為是「純」精油，其主成份是油精，製程簡單，也是化妝品或食品的香料成份。

　　有一個台灣精油網站上面就說：「純精油pure essential oil這個字眼，已經被整個芳香療法產業給濫用了。要知道，所謂的純精油，也可能是由品質不好的植物中萃取出來、也可能是在倉庫盤點或是貨架中放了好幾年、商家保存封裝稍有不當，也可能會傷害到了這些純精油。所以消費者勿自誤，即便在購買精油時看到標示有純精油字樣，也要仔細挑選。」[187]

　　一般而言，精油大約分成四種：人工合成（synthetic）、改良品質（extended or altered）、天然油或有機油（natural oils, organic）以及治療級精油（therapeutic-grade）。我提倡的物理性分子矯正醫學，必須採用「治療級精油」方能符合本書一貫的精神。

　　市面上銷售的各種品牌的芳香精油及花精，真正有幾人會選購？多年來，我試驗過很多種不同品牌的精油，有些是在大賣場的精油專櫃買的，有些是不同的朋友送的，有的可以擦在皮膚上，有的是用精

---

186 http://www.gattefosse.com/zh/our-origin
187 http://www.jyzj.org/identi/

油燈熏的。

當時我就開始研究精油，但是那些年我對精油的使用不很熱衷，因為直覺認為市面上的精油產品有很大的問題。後來在一個精油專業網站上面看到如此的文字：「天然精油雖受到歡迎，假油充斥於市面上也不少。一般來說，假油可分成合成產品及酒精稀釋品。前者即為以化學合成方式製成類似精油的成品；後者則是主成份為酒精，其中僅含小部份的純精油。以上兩種魚目混珠的欺騙行為，使用者必須嚴加防範，才能確保自己的權益。」

曾經有一位得了喉癌的老闆陳董事長，他的工廠設在五股工業區，看到我出版的抗腫瘤書，便與我聯絡，乘便就到他公司去看他，發現該公司的諸多產品中也有精油，在談話中，陳董事長也說市面上有八成以上的精油都不純。

前面提到的薰衣草精油又稱為萬用精油。如果對精油不熟悉又想用的人，建議使用薰衣草精油，不會有錯，這是經驗法則，其放鬆效果非常顯著。如果有燒燙傷，就滴兩到三滴經過稀釋的薰衣草精油在傷口上，輕輕均勻塗抹，可減少疼痛，能加速傷口癒合，並有助防止形成疤痕。如果有濕疹、皮膚裂開或皮膚炎時，可以用個小碟子，取數滴薰衣草精油，與橄欖油或椰子油混合，塗抹在患處，痊癒的很快。

艾草精油也是我常用的。艾草是民間非常普遍使用去邪的好植物。用於鎮咳化痰時取三滴抹在喉部、六滴抹在胸部，進行按摩。要舒緩肩周炎時可取八滴左右於肩頸部進行按摩。想要促進消化，可取六滴左右在胃部與腹部進行按摩。要減輕子宮寒導致的經痛，取六滴在腹部進行按摩，能溫經脈。想增強免疫力，取15-20滴按摩尾椎及脊柱兩側，或各取5-6滴於腳底按摩，也可滴數滴於熱水中泡腳。

多年來我用過超過二十種精油，連價格很高的乳香精油也用過一陣子。不過經過幾年的經驗，目前除了普遍使用的艾草精油與薰衣草精油外，現在我也在使用高貴的「蓮花精油」與「雪蓮精油」，市面上很難找到，這也是我提倡的獨特好東西。

《本草綱目》說：「蓮花，苦甘溫，無毒。忌地黃、蔥、蒜。鎮心益色，駐顏輕身。」蓮花也具有清熱解毒的效用。我使用的「蓮花精油」，運用印度阿育吠陀古方手工製作，從蓮花瓣中萃取成分，經低溫蒸餾而成，略帶草本味，保留花卉甜美的香味，能放鬆與提振精神，帶來平靜。當然絕對不允許含任何化學合成油。

「雪蓮精油」更是罕見，因為有其特殊的生長環境（天山）與生長周期，就塑造出不同凡響的功效，例如能活血通絡，保濕美白，改善情緒低落，改善緊張狀態等等。

二、頻率療法

說到頻率療法，必須重提前面亞伯蘭博士說的每種疾病都有「振動頻率」，調整振動頻率就是攻克疾病的「密碼」！

亞伯蘭醫生是如何發現這種獨特的治病方法？有一天，他在替一位唇癌病人做叩診檢查時，鄰近X光室的機器正好運轉著，當時他並沒有注意到，只是發現叩診的聲音突然變得很低沉，怎麼一回事呢？因此他就叫病人把身體轉個方向，結果聲音就恢復了正常。

亞伯蘭醫生在試過不同的角度與方向之後，得到了一個結論：「當在患有唇癌的病人肚子上叩診時，會因附近有X光機器運轉的影響，而產生低沉的聲音。」後來亞伯蘭醫生研究了各種不同疾病案例，發現到這些案例都會因X光機的輻射產生上腹部緊縮的現象，此發現激發他做了以下的實驗：他讓一位健康的人躺下，身體朝向西方，並敲擊此人的上腹部，還吩咐學生仔細傾聽回音的變化，然後再讓另一位醫生持著癌細胞樣本接近這位健康人的前額，每隔幾秒鐘放置一次。結果發現，當癌細胞樣本接觸到前額，此時叩診所發出來的聲音，會由原本健康的共振聲轉變為低沉聲，因此他作了一個結論：「人體會接收一個生病的細胞樣本的振動頻率，並會影響人體的細胞，疾病的波動會透過銅線而將資訊傳導出去。」

又說：「我認為傳統的細胞理論應該被淘汰，因為構成肉體的終

極單位是電子而不是細胞。帶電的電荷，它是物質宇宙最基本的東西。」

以現在來看，這就是「量子糾纏」，在他死後38年才被證實！頻率共振會深刻影響人體健康，但是「振動頻率」如何治癒疾病？

亞伯蘭醫生說：「任何物質與非物質——不管是礦物、植物、動物，甚至細菌、病毒都有一個特定的波動與密碼。」比如說大腦有一個特定波動，也就是一組密碼，而構成大腦的腦下皮層、下垂體、中腦、神經元等，也各有一組密碼，再細分下去的也都各有一組密碼。

密碼也就是圍繞在所指之物的量子場，量子場攜帶著各種信息，每一個信息場都會互相的連繫並交換資訊。所以無論是疾病、情緒、心理、風水甚至符咒，都有一個特定的波動頻率與密碼，只要你想的出來的東西，都有密碼，因為一切都有意識。

研究亞伯蘭醫生的理論，讓我想到古代中醫的五行音樂，五臟對應著五行，五音也對應著五臟，正是用音樂的頻率來調整五臟，可以說中醫的五行音樂已在二千年前體現了頻率治療的量子糾纏。

這二十年來我接觸的能量產品很多，一般不熟悉能量醫學的人一看到新產品出來就趨之若鶩。但是我運用的「頻率療法」─並非市面上從事能量儀器販售的廠商所講的那些能量儀器。

就在2020年，有一位朋友興奮的說要拿德國新的產品給我看，當天他來了，東西拿出來，我就搖頭說：「拜託，這個產品在七年前出來時，代理商就來找過我，並送我一個用用，希望我能幫忙推介。」

我為什麼後來沒有推介？因為幫本書寫序的劉博士就是德國發明人來台灣的第一批受訓學員，所以我們對此產品非常清楚，我們二人總共有四個此東西。初期還會天天用一下，後來逐漸荒廢不用，目前還擺在書桌抽屜，大約一個星期充充電，使用一下。

另一個原因是採用直銷制度，台灣很多直銷商快速串連出很多下線，但他們沒有經過專業訓練，根本不懂學理，只是在玩金錢遊戲。

還有不少手機能量貼的廠商也來找過我們，當然要經過我們親身專業測試。總之，我們不隨便推薦能量產品。

現代人天天打電腦、滑手機，雙肩總會緊緊的，或是年齡增長、關節不對勁等，就必須用一些能量乳膏來舒緩。這方面的能量療法產品也是我們注意的。也真是老天爺的安排，就在2023年3月，中國道家茅山丹道協會創會理事長，是我四十多年的老朋友，聘請我擔任該會的道學顧問，我才知道他研發有一種道醫能量肽霜，含有巴西碧璽、甘草、積雪草、又銀花、葛根、黃芩根等九種中藥萃取，聞起來很舒服。

他要我先試驗，問我左右手掌背部哪邊比較緊。我就握了握說「右手」，他就在我右手掌背部上塗抹約米粒大小的份量，過不到十秒，感覺舒緩輕鬆了。我又擠出一些塗抹在雙肩上，果然一下了就整個鬆弛了。於是買了十瓶回來研究，並召集上過課的學員來體會，每個人一抹之後，都說真是好東西。

我們還有一台已用了十二年的俄羅斯細胞功能檢測及能量修復儀，也就是醫院常見的3D MRA，但我們是接筆電的系統，功能與醫院的一樣。這儀器是前蘇聯太空總署以諾貝爾獎核磁共振成像理論為基礎，藉由聲納波共振反射方式，探測體內組織與細胞所發出獨特生物波的特性，來追蹤身體狀態的儀器。

因為愛因斯坦早就說過：「萬物皆是能量，皆是振動！」科學家也都已經公認宇宙中的任何物質，從生物到非生物每時每刻都在振動。而且，每一個物質都有其內在的固有振動頻率，稱為「共振頻率（Resonant Frequency）」。人體的各部位大到肝臟、心臟等器官，小到細胞都有其特定的振動頻率。

一般西醫檢測如X光、PET／CT、MRI、超音波、驗血、驗尿等都要等病兆大到侵入器官或身體後，才能發現，大多為時已晚，不可逆轉了。然而這個儀器如同傳統中醫，由把脈來解析臟腑功能及經絡之反應，與傳統西醫從生化性及結構性角度來探查身體內部的原理有所不同。可作局部定點掃描、也可設定單一系統、器官或單一細胞。

其檢測的速度極快，檢測的範圍極廣。更棒的是還有「能量修復」與「物質檢測」功能，前者可以當場用頻譜來修復弱化的部位。

後者可以放上營養素來檢測是否適用。十多年來，我們測量過上千人，累積上千筆資料。

就在2022年初，發現有新的機型，稱為BFS（生物反饋頻譜儀），比我用了十多年的舊機型更為精細，可量測項目更多，速度更快。而且高雄榮總中醫部、台北萬華醫院、長庚生技及一些中醫診所、很多醫美診所也都有在使用。

不過這些新的量子儀器價格不菲，有的甚至達百萬以上，根本不是一般人能用的。我也一直在關注此問題。

也是老天爺的安排，讓我認識竹科工程師與電腦電子業大老，他們正在推廣可以用手機下載軟體的生醫產品OHA系統，那位年輕的王總說：「每個人都有手機，只要安裝軟體，插上不同功能的裝置，就能享受不同功能的調理。」

他們已經研發上百種產品，我說：「太多了，會把大眾搞暈。十種就好了。」目前在市場推出十五種，我稱之為「電子生醫」，當然先拿數種來用用，確實好用，更重要的是一種功能裝置只要一千多元，讓大眾都能用得起。

心法三　心理面：心意識療育法

　　全健康量子思維的心理面療育法，涉及了情緒意念調整的治療方法。多年來已經有不少歐美國家，也開始流行「意念療法」來治療疾病。「意念」就是一種心靈力量，國外研究已經發現它會影響物質。

一、意識會影響物質

　　量子力學原本是研究微觀世界的能量狀態，意念也是一種能量狀態。諾貝爾獎得主美國物理學家維格那（Eugene Paul Wigner）[188] 在他《論身心問題》一書中指出：「過去物理學家不考慮意識的作用是不完全的，應該把心靈與物質結合起來研究。」

　　我自己多年來的體認，心靈與身體是絕對有相互的影響，情感與意志力可以影響身體機能，而思想和情緒也是造成會不會痊癒的主因。醫學家發現，心理層面——特別是意念的療效似乎大過醫藥的力量。相信練過靜坐、冥想、瑜伽、內功、修行禪密的人都會贊同此論點。

　　美國國家衛生研究院曾公佈對三萬一千個美國成人的健康調查分析，結果顯示「禱告」是最常用的替代療法。[189] 有52%美國人為自己的健康禱告，31%的人接受他人禱告以對抗疾病，23%的人為了健康參加禱告小組。這項調查甚具指標意義。

　　哥倫比亞大學的研究人員也曾在《生殖醫學》雜誌上發表一篇論

---

188 https://zh.wikipedia.org/wiki/尤金・維格納

189 http://www.gospelherald.com.hk/mobile/article.htm?id=78&code=tec#.VroDybJ97Vc

文，報導一個令人驚訝的研究結果：禱告者的祝願，可以使人工受精懷孕的成功率提高近一倍。[190]

我自己多年深研超心理學與心靈科學，有很多次的體驗，也出版多部此類書籍[191]。知道心靈力量對健康的作用遠比現代科學已認識到的更為深邃。如果有更多的科學家們能真正開拓心靈領域的研究，必然可以為人類的健康與未來科學走出一條嶄新大道。

二、心靈轉變有益健康

如果有一個人每天都是充滿負面意念，心中總是想著我有病，沒多久他一定生病！這就是相由心生的偉大古訓。因此每當有病友找我時，我一定先要他們仔細閱讀下列文字：

> 必須先轉換負面心境，才能克服疾病。很多癌患都有幾點共通之處：
>
> 1. 個人方面——都有很多負面情緒、個性固執、僵化、傲慢；
>
> 2. 個人方面——生活習慣違反大自然；
>
> 3. 人際方面——都感到自己壓力很大、長時期不很開心；
>
> 4. 情緒方面——曾經歷過在家庭、事業方面至少一次重大的打擊。
>
> 癌症通常是由以上很多因素結合而發生，因此想要克服癌症：
> 第一步：必須將自己的心結完全解開、虛心檢討、改掉不好的個性；

---

190 Does Prayer influence the success of in vitro fertilization-embryo transfer? Report of a masked, randomized trial. Cha KY, Wirth DP, Lobo RA. J Reprod Med 2001 Sep;46(9):781-7.

191 個人出版的此類書籍有《生死學與應用》、《多重宇宙靈界科學》、《生死學》、《超心理生死學》、《生死學導論》、《現代生死學》、《不再神秘的特異功能》、《通靈的神妙》、《靈界的真相》、《大神秘：靈異現象科學觀》

第二步：檢視家庭和事業上的人際，轉換自己的心靈，樂觀地接受。

　　如果能夠澈底地改變，才能回復健康，不然任何人都沒有辦法協助！

　　我相信，病人有堅強的信心，身體通常會回復健康。如果病人沒有信心，態度消極，沒有求生意志，脾氣變得不好，那麼別人無法幫助他。

　　心靈平靜也是「靜心冥想」的一種，能夠提升「意識能量」、「心靈活力」。因為「意識」與「物質」是對立又統一的現象。在道教哲學中，意識屬於神的範疇，是重要的心靈運動，但以人腦的思維和記憶活動為主。

　　「驅逐雜念」是使意念集中的必要方法，也是調整腦波變緩的必要過程。我們每個人每天的腦波活動非常零亂，所以最好是每天都要持續進行靜心冥想，起床後和就寢前早晚各做一次，效果較好。

　　通常靜心冥想一次最好是以三十分鐘為度，最長又不能超過兩小時。不過工作過分忙碌的人，也不必斤斤計較拘泥於三十分鐘這些小節，就是靜上一、兩分鐘也未嘗不可。

　　總而言之，你能靜心多久就靜心多久，看自己習慣，順其自然，便會收到應有的效果。這些方法的最終目的是在做最重要的心靈轉換工作。

　　宇宙間的一切全是「意識」的顯示，在地球上所有的學問當中，唯有佛學將「識」做最深入的研究與詮釋。用心理學來說明，人有「顯意識、潛意識、無意識」三部份，幾乎所有的人都只認為顯意識是實質的存在，因為可以用科學證明。

　　從2009至2010年間，不約而同有四位乳癌女性看到我的書，找到我，經過多次的互動，出現截然不同的結果。

　　有二位回復得非常好，因為她們用正面的信念鼓勵自己，完全相信我運用細胞營養品能夠協助她們好轉，因此每天很快樂地生活著，

果然體內不僅沒有腫瘤，而且一些婦女病也統統消失了，臉色也漂亮了，身材更好了。其中一位還打電話來說，有這麼好的東西，要分享給同事朋友，也讓大家健康。

但是，也就在那幾天，另外二位乳癌患者就進入加護病房了，我聽到她們兒子所說的狀況，實在是無法幫忙。其中一位住在彰化，只有乳癌二期，實在非常簡單可以克服的，但是卻越來越嚴重，完全是她自己的心念造成的。

有一次我到台中開會，特地聯絡他們會後來見面，這位乳癌女性的先生是一位開朗的人，在言談中可以看出這位太太是一位非常負面、悲觀、愛擔心的人，她先生業務關係經常出國，她就擔心先生在外；而她先生回家，有時整天沒事就待在家裡，這位太太又念她先生為什麼沒有事做；對於自己的癌症，抱著非常失意的心態，儘管我一直舉很多實例要她放心，會健康的。但是也在言談中讓我深深體會到，除非她自己的心念能夠轉變才有希望，不然任何人都沒有辦法。她的兒子也知道她媽媽的心魔，但也無能為力。

醫師說她可以回家療養，這位太太卻擔心在家裡會發生什麼，希望留在醫院；礙於醫院規定還是要回家，住沒有多久，因為感冒受涼發燒，又去住院，她自己一天到晚想的都是負面的，回到家時竟然對臨時請來照顧的人說：「也許這是我最後一次回家。」

也許是她的靈魂不想繼續留在地球上，所以整天都是要離開的言語。遇到這樣的病人，連她先生也沒有辦法，病情當然就越來越嚴重，終於在當年8月底回到宇宙。

《康健雜誌》曾經刊載科學家早就證實，壓力、焦慮、憂鬱都是有害健康的心理因素，而快樂可以延長心臟病人的壽命，減少中風的機率，緩和過敏反應，增強感冒的抵抗力。[192] 此篇文章提到「兩分鐘冥想就有效」的方法，在等公車、用餐前、開會前，站著、坐著都

192 http://blog.xuite.net/piher/twblog/126207926－2分鐘冥想就有效！3招打開「自癒力」

行，背頸頭打直，用橫隔膜呼吸，氣息從鼻孔進出，只要把散逸的心收回，把一切放下，只要兩分鐘冥想就可以了。

三、一切由「心」來決定

癌症呈現的不只是身體上的疾病，更重要的是「心理、靈性」疾病，癌症會降臨到我們的身上，是一種訊號，它在提醒我們身體、心理、靈性層面已經發生不協調了。

因此，罹患癌症表示你必須做出澈底改變，瞭解如何面對、紓解緊張情緒、情感壓抑，必須讓自己重新檢視一生的信念，讓自己的內在變得更好、更喜樂，更祥和。

我相信每個人的體內都有一股神聖的力量，我們必須改變對生命的看法，用心去感受生命存在的價值，放下恐懼、憤怒、僵化、埋怨、愧疚、罪惡感、受害者的心態，改用心存感激的心，珍惜每一個當下。

我相信每個人都能喚醒體內的神聖力量而獲得療癒，「信念→行動、行動→結果、結果→信念」，科學家已經研究指出「情緒影響生理」；不良的信念、態度和感受會讓我們生病，但反過來，正面積極的信念、態度和感受也能讓我們獲得健康。

恐懼、氣憤和愧疚會減弱免疫系統的功能。因此，任何人都有二個選擇，保持「希望」或「絕望」，2000年時的我選擇「希望」，我選擇當個贏家，而不是受害者。

因為我認清罹患癌症並不是一條不歸路，是老天爺給我的禮物，所以我能抗癌成功，並不是只為了減輕病痛，而是生命要獲得重生！

所以，一切由你的心來決定。

四、關於身體健康的正向信念作法

我的個性具有正義感，對於一些不爽的事情會放在心上很久，也

很痛恨不公不義的事情，對朋友都是不求回報地協助，但也很樂觀，然而我已經來地球七十六年了，要改也很難改，但是有很多次，我自己的「全我wholeself」或「宇宙高智慧存在」都會透過某種型式告誡我，要我澈底的改，不然疾病仍然會回來。

經過多次的告誡，告訴我，每個人都必須澈底地思考造成疾病的所有狀況、原因、想法和行為模式。也告誡我必須要有以下的信念，方能幫助自己整理出造成疾病的原因。

為了讓大家（尤其是現在有病在身的人）能夠自省，我用第一人稱表述：

一、我可藉此疾病得到家人與朋友的關心；

二、我可藉此疾病表達自己；

三、我用這種消極的方式來重視自己的身體；

四、我現在要去除造成疾病的一切狀況和原因。

此時需要構思一組正向的信念來催促自己、調整自己、改變自己，方法是這樣的，但必須經常放在腦裡思考並付之實踐才會有效：

一、我不再對有負向效果的關心有所需求；

二、我不需要用消極的方式來重視自己的身體；

三、我不再需要……（依自己的想法或行為套用）；

四、我願意接受自己擁有健康的身體；

五、我願意接受正向積極的關懷；

六、我願意用正向積極的方式來重視自己的身體；

七、我願意改變……（例如改變固執、愛怒等，依自己的個性或行為套用）。

最重要的是每天靜下來，發意念想著「身體健康」四字真言，如同唸經文一樣，對自己催眠，每天做，身體必然越來越健康。

每個人都想要健康，必須先有下列兩項基本想法：

(1)堅信健康是自然狀態；

(2)堅信自己體內有解決健康的能力。

這樣就能夠提升身體的自癒力與免疫力，就會越來越健康。絕對

不要有負面、失意等想法。

五、靜心冥想 提升腦波

「靜心冥想」是現代人很有必要的，可以使中樞神經系統平靜，讓免疫系統正常，減少壓力荷爾蒙產生。

這個方法非常簡單，只要安靜的用自己覺得最舒適的姿勢坐在椅子上或地板上，兩手放在膝蓋處，眼睛可以閉著，或固定望著某一個地方，然後慢慢呼吸，在呼氣吸氣時可以念自己宗教信仰上的字詞，注意力集中，如果發現自己分心了，就趕快將心思拉回來。

根據哈佛大學的研究，在二十分鐘的靜坐冥想後，心跳、呼吸速率、血壓、氧氣的消耗、二氧化碳的製造和血清乳酸的量都減少了，這種現象稱為放鬆效果。

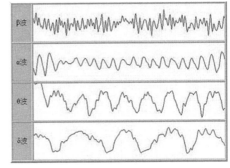

以腦波學來講，靜心冥想就是讓交感神經及副交感神經交互放鬆，達到產生 α 波為目的。

人有四種腦波，白天醒著說話思考呈現 β 波。靜心時會趨向比較平靜的 α 波。深層入定之後進入 θ 波。達到忘我的無意識狀態時呈現 δ 波。

佛陀開悟時的腦波就是 θ 波。用修行來降低腦波頻率，已不是什麼神秘事件，而是越來越多的科學家在探討的主題。

宗教上的禱告或念經也有此種效果。希望想要身體健康的讀者們，能夠每天找一點時間靜靜坐著，放鬆，內心平靜，心裡默念「消除疾病，身體健康」這八字真言，堅定地相信，你的身體就會越來越健康。

自古以來很多人都在用靜坐法來追求領悟的境界，但到底有多少人真是靠靜坐而得到領悟的？在此說個禪宗的著名故事，大家仔細體會思考一下。

當惠能在世時，一般人認爲的「禪」就是從早到晚閉著眼睛坐著，坐到屁股都要變成平板了。惠能當時只是寺裡的雜役，這個寺的主持僧五祖是那時十分偉大的高僧，但是他整年整月整日都叫弟子們閉眼坐著修禪。而惠能呢？他每天不停地打雜，沒有資格去坐禪。

五祖最得意的弟子叫神秀，是整個寺裡修行成績最好的。五祖已經接近老年，便考慮由神秀來繼承，自己便可隱居以享餘年。有一天，交代神秀給大家看看一下自己的悟道情形，神秀便在牆壁上寫了一首偈，並順口誦出：「身是菩提樹，心如明鏡台，時時勤拂拭，勿使惹塵埃。」

大家看到神秀師兄立時朗朗上口，便給他很大的掌聲。但是看到這首偈的雜役惠能在心裡想：「怎麼每天苦修的禪僧，就只會想這些毫無意義的句子嗎？」於是惠能也在壁上寫了一首偈，這位雜役的偈是這樣寫的：「菩提本無樹，明鏡亦非台，本來無一物，何處惹塵埃。」

結果惠能就繼承五祖而成爲著名的六祖[193]，這個例子告訴我們，市面上很多以追求悟道爲目標而時常修行靜坐的人，恐怕都是在傻坐，此種修行方法是離悟道之路很遠的。

惠能向一個叫薛簡的人說過：「道由心悟，豈在坐也。」不是正好明白說出修道的方法嗎？惠能又說：「生來坐不臥，死去臥不坐，原是臭骨頭，何爲立功課。」就是說：活著的時候，必須經常坐而不能總在臥；死去以後，便不能坐而是臥著；身體本就只是臭骨頭，光是坐著怎能算得上修行呢？

總而言之，靜坐的重點在靜不在坐，內涵是要「靜心」，把 β 腦

---

193 我看過大陸學者研究的文章，爲神秀平反，指出神秀的偈才是平凡人修行的過程，必須勤拂拭。而惠能的偈是悟道人的境界，不是平凡人能做到的。所以，禪宗從惠能之後就式微，因爲大多數人無法一步登天，無法達到惠能的境界。個人這個研究有道理，所以在此特別提出，供讀者思索。

波調整到 θ 腦波，達到和宇宙智慧接通的地步才能開悟。若是能夠進展到此種身心靈的境界，就可以自然用意念讓身體健康。

六、情緒與心靈是生病主因

英文Psychology，中文翻成「心理學」，但它是由psyche一字而來，希臘語意為「心靈」，就是希臘神話中的Psyche賽姬女神，她是人類靈魂的化身。因此Psychology譯為「心靈學」方為正確。

從上世紀八〇年代開始，心理學家已經知道人的性格與得病機率密切相關。國外有學者統計，因情緒不好而致病者占74%-76%；幾乎有70%的身體疾病是由於心理影響而致病。

美國曾對就診病人統計，發現65%的病人的疾病與社會逆境有關。可見所有的心理疾病，除了基因和環境外，幾乎都與心靈有關。例如：[194]

中風：對生命抗拒、自我抗拒、希望博得關心
肺炎：絕望、厭倦生命、不願去療癒情緒的創傷
肝炎：生活在恐懼、忿怒、仇恨及老式思想中
心臟病：長期情緒困擾，缺乏喜悅與愛，緊張、壓力
高血壓：長期的情勢困擾未解決，跟忿怒有關
低血壓：幼年期缺乏愛，失敗主意，徒勞無益感
糖尿病：深沉的哀痛；生命中沒有甜蜜、生活失控
氣喘病：窒息的愛、無法呼吸、情感受壓制、抑制哭泣
神經質：恐懼、焦慮、掙扎、匆忙，不信任生命
膽固醇高：喜悅的管道受阻、害怕接受喜悅
喉嚨問題：表達的管道，被抑制的忿怒、忍受、情感創傷
支氣管炎：家庭環境「發炎」（激怒，刺激）
膀胱問題：焦慮、掛慮、憂慮、抱有老舊想法

---

194 http://www.thinkerstar.com.tw/WSLF/31MindHealth/reaction.htm

皮膚問題：缺乏安全感、不耐煩、急燥

鼻竇炎：對身邊的某人忿怒、生氣、焦躁

肩膀問題：包袱、責任感太重，凡事一肩挑

所以疾病的發生不是偶然的，尤其是無法治癒的慢性病，真正的病因是一個人的內在負面思維導致的，可以確定「心靈狀態決定你的疾病」，在此希望所有人都能夠從內心深處開始反省自己的脾氣、改變自己的固執個性、設法做心靈覺醒，才會回復健康。

七、心療育的練習

綜上所述，想要克服疾病必須：(1)先將自己的心結完全解開、虛心檢討、改掉不好的個性，排除心毒。(2)再檢視自己和家庭、事業上的人際關係，轉換自己的心靈，樂觀地接受一切。

每天找一段二十至三十分鐘的時間，不要受到任何打擾，從容的在自己房間平躺仰臥。或是在晚上睡覺前，或早上起床前做下列的練習：195

1、首先，把注意力貫注在全身，從頭頂到腳底，放鬆身體每一塊肌肉，要徹底放鬆。

2、然後，把所有的痛苦從心中排除，讓注意力沿著脊椎神經往下，抵達身體末端，同時想著：「我全身所有神經都處於完美狀態，我的神經力量非常強大。」

3、接下來，把注意力帶到肺部，想著：「我正平和的深呼吸，空氣流進肺部每一個細胞，我的肺處於完美狀態，我的血液清純潔淨。」

4、接著是心臟，想著「我的心臟穩定而有力的躍動著，血液循環良好，可以流到身體的末梢。」

5、到了消化系統：「我的腸胃功能運作良好，食物完全消化吸

---

195 見《成功的秘密》一書

收，我的身體獲得營養補充。我的肝腎膀胱也很健康，沒有疼痛，不會感到疲勞，我的身體都很好，現在，我的身心獲得休息，心靈平和。」

6、接著：「我沒有財務上的困擾，也不擔心任何事情。神佛（或上帝，你所信仰的任何神都可以）存在我心中，賜予我需要的健康。我不用擔心健康，因為我身強力健。毫無煩惱，也不會感到恐懼。我現在都很好，將來也很好。」

最好也於每天早晚至少各念一遍〈自我療癒祈禱文〉：
　　我釋放所有的負面意識與想法，
　　我釋放所有被否定、被批判、被比較、被忽略等的一切痛苦，
　　我釋放一切恐懼，釋放每一個細胞的負面記憶與負面能量。
　　我敞開心胸接受人世間一切美好的事物，
　　現在我的全身細胞都非常放鬆、非常健康、非常自在、非常和諧、非常平安，我感覺全身每個細胞都清淨無染，
　　我感覺到內在的豐富、完整與圓滿。
　　在我的內心有一顆光明燦爛的種子在萌芽了，
　　我感覺心中有一朵花開了，好香好溫暖好美麗，
　　現在我的身心靈開始進入一個全新的進展，
　　我的靈性越來越清明、越來越純淨、越來越豐富，
　　我很圓滿，我的實相完全圓滿，感謝！感謝！感謝！

　　能夠徹底改變心因，才是回復真正健康的第一步，其它任何人都沒有辦法協助你的，一切來自你的「心」！

心法四　天理面：靈覺醒療育法

「靈性面」又稱「靈覺醒」，本書稱爲「天理面」，包括佛學的七識與八識，榮格心理學的集體未知意識，以及世俗所言的靈性層面。

近十多年來，越來越多有關心靈揚升的高靈信息，在世界各地網路及出版物上被傳頌，加上越來越多的科學家提出量子物理的一些新觀念，甚至證實「量子糾纏（quantum entanglement）」[196] 的超物理現象，讓越來越多科學家體會到人類不應該只是一堆肉和骨頭組成的物質有機體而已，反而是永恆的「意識能量場」。

台灣全我中心經過十八年的研究與實踐，深信一個人要健康，不只是求得身體沒病而已，反而要取決於他自己的信念，眞正的「療癒」必須發自內在，更重要的是要提升到更高維度的靈性層面。

一、身心靈兼具的第三紀元醫學

美國一位頗受敬重的心身醫學權威醫師杜西博士（Larry Dossey）[197]，在他的《重新創造醫學：超越心身邁向療癒新世紀》[198]書中提到，對美國印地安人及澳洲原住民來說，「心靈感應」是生活中很重要

---

196 https://simple.wikipedia.org/wiki/Quantum_entanglement
197 拉里杜西醫師被稱爲心身醫學之父，1995年出版了最出名的倡導祈禱癒合作用的書《 Healing Words: The Power of Prayer and the Practice of Medicine（療癒詞：祈禱的威力及其在醫學的實踐）》
198 http://www.amazon.com/Reinventing-Medicine-Beyond-Mind-Body-Healing/dp/0062516442/ref=sr_1_fkmr0_1?s=books&ie=UTF8&qid=14368 65697&sr=1-1-fkmr0&keywords=Reinventing+Medicine%EF%BC%9ABey ond+Mind-Body+to+a+New+Era+of+Healing。

的一部分，具有遠距療癒的效果。

　　這麼多年來我個人也有很多次的體驗。有一天晚上睡覺不久，上腹腔突然非常疼痛，整個上半身腹腔有脹起來的感覺，當時想立即到醫院掛急診，但自己也知道三更半夜去醫院，醫師也不會做些什麼，只會吊點滴，量量體溫，或是給個止痛藥吃吃。

　　因此，自己就全心全意用專注的方法，將有舒緩效果的精油先塗抹在整個上腹腔，然後放鬆全身，將身體的能量集中在我疼痛的腹腔中央，我感覺到與那股內在力量相互溝通，不久疼痛逐漸消失，不知不覺睡覺了，第二天也就好了。

　　這也是杜西醫師所提倡的「第三紀元醫學」思想，他認為第三紀元醫學不是推翻第一第二紀元醫學，而是融合三個紀元的知識。[199]

	第一紀元醫學	第二紀元醫學	第三紀元醫學
時空特性	區域性	區域性	非區域性
同義字	現代常規醫療	心身醫學	第三紀元醫學 或永生不滅的醫學
說明	認為精神意志只是腦部機械運作的結果。以一般機械式、決定論、時空和物質觀念來解釋精神意志。	認為精神意志是存於個人身心靈的療癒原動力。包含因果業力的牽引。無法以常規物理觀念來解釋。	認為精神意志是個人身心靈及人與人之間治療的原動力。它不是固定在某個點，沒有時空限制，是萬物合一的。遠距治療是有可能的，它無法以一般常規的時空或物質的觀點來解釋。
舉例	只專注身體某個部位的治療。使用手段為化學藥物、手術、放射性治療或緊急救助等。	藉由意識影響肉體來治療，如心理性神經免疫法、諮商、催眠、生物反饋、鬆弛，及觀想改善體質等。	在不同的人之間，經由意識影響肉體的任何治療法，包括生物性、物理性的治療，還包括遠距治療、為他人禱告及其他超越個人想像的治療。

---

199 Mariette Risley超越身心靈的醫學新紀元http://www.lapislazuli.org/TradCh
　　/magazine/200202/20020211.html

由上表可知「第三紀元醫學」已經邁向「靈性醫學」的層面，正與傳統東方醫學的一些神秘療法相吻合，也可以說東方古典醫學正是第三紀元醫學，既能治療身體部位與器官的疾病，又能處理心身問題，更能運用靈性醫學來解決病人無形界的問題，這也就詮釋了何以古代不少神醫的傳奇醫術。

　　我們期望現代醫學也應該邁向第三紀元醫學，因為，「能量療法」和「靈性療癒」已是現今越來越多的自然醫學界人士所認知並實行的，這也是人類想要恢復全健康的好方法。

　　但是要談「靈性醫學」，就不得不須先承認世間是有靈魂的存在，台灣全我中心執行長Eva劉博士[200] 認為：「我們是永恆的意識能量注入在一個有機體，所有的一切都受這一股無形意識的能量操控，有形肉體就如同電腦的硬件設備，硬件是身體，軟件是我們的意識與靈性，一部電腦功能強不強，硬件的規格當然重要，但更重要的是取決於軟件，所以軟件的升級才是決定電腦等級的因素。人類不也正是如此？」

　　所以一個病人能不能療癒而回復健康，絕對取決於他自己對「疾病」的態度跟看法，這與他的深層潛意識的信念習習相關，還有周遭親人的集體意識也會對他產生影響，決定了這個人的健康程度。

二、意識醫學與靈性醫學

　　佛學的健康理念為「病從身生，身由業起，業唯心造」，認為心是疾病的原因，所以治病必須「治心病」，此心病就是人們心中錯誤的認知和不健康的精神活動。佛學有八識，「眼、耳、鼻、舌、身」屬於身體部份，「意、末那、阿賴耶」屬於心理與靈性部份。簡單的說，意識健康就是心念健康，也就是「身由業起，業唯心造」。在我20多年協助病人的過程中，確實發現病人若是有堅強的信心，身體

---

200 見劉宸汎博士〈靈性醫學──萬法核心思想〉，www.wholeself.us。

通常會回復健康。但如果病人自己沒有信心，態度消極，一切要依賴家人，脾氣變得不好，整天哀聲嘆氣，心念不健康，身體當然不會健康。

加州大學爾灣分校家庭醫學教授柏克博士（Lee Berk）[201] 的研究指出，任何人只要預期會有愉快或是好玩的事情發生，就可以促使大腦分泌胺多芬（endorphin）以及其他會產生愉悅、放鬆情緒的荷爾蒙，並降低壓力荷爾蒙的產生，就有助於健康。

大衛霍金斯博士（David R. Hawkins）[202] 的《心靈能量：藏在身體裡的大智慧》書中，通過二十多年以肌肉動力學做的研究表明，人的身體頻率會隨著精神狀況而有強弱起伏變化。

他發現「誠實、熱情和理解」能增強人的意志力，改變身體粒子的振動頻率，能夠改善心身健康。所以，心存善念的人會自動散發出令人親近祥和的氣質，而心存惡念的人一眼就可以看出其面目可憎，因為發散出低頻能量。

可惜的是目前的生物醫學認為意識是腦部神經的生化活動，完全用物質科學的生物學、化學及生理學理論來解釋腦部活動[203]，長久以來就偏差了。

大家必須承認人體是由「物質肉體」及「精神靈體」兩者所構成，因此「靈性研究」也應該是現代醫師必須學習的課題之一。總之，現代常規醫學若是能融合「意識醫學」甚至「靈性醫學」，才能

---

201 http://www.llu.edu/pages/faculty/directory/faculty.html?id=lberk

202 http://www.amazon.com/David-R.-Hawkins/e/B001H6MLOO

203 中央大學認知神經科學研究所在〈淺談認知神經科學〉一文中表示：認知神經科學奠基者之一的葛詹尼加(Michael Gazzaniga)宣稱二十一世紀為腦研究世紀，這些宣言象徵著人類開始有能力以新的生物科技來研究人類神經元的分子生物活動、神經元細胞間的整合、腦可塑性以及腦和行為之間的關係。認知神經科學承繼了過去認知心理學的知識、概念以及研究方法，運用新的腦造影技術，探討相關認知行為運作的生理基礎。http://www.ncu.edu.tw/~ncu5200/c.php。

夠真正整合物質、血、氣、能量、意識、宇宙信息各層面的理論與學說，方能完全體會「天人合一」的境界。

三、末那識就是個人未知意識

佛學的末那識（manas-vijñāna, deluded awareness）與阿賴耶識，不管是佛教界或是哲學界，二千多年以來都難以詮釋得讓大家明白。我研究超心理學有四十多年，體會到佛學的「末那識」就是榮格所說的「個人未知意識（個人無意識）」，「阿賴耶識」則是榮格的「集體未知意識（集體無意識）」[204]，也就是連接宇宙最高智慧的層次。

我研究榮格分析心理學時，腦中生起「這才是真正的心理學」[205]，可是在二十世紀，由於榮格的心理學理論超乎現代心理學界的理解，大多數心理學家看不懂，因此不太受重視，但三十多年來我一直堅信，在二十一世紀，當人類更加理解量子物理與靈性存在之後，榮格的心理學就會成為主流[206]。

對於「意識、潛意識、未知意識」的關係，榮格曾打了一則妙喻，他說，就好比島嶼和其周圍汪洋的關係。露出水面的島嶼部分代表每個人清明的「眼耳鼻舌身」五識，也就是顯意識。而海面波浪若隱若現的是潛意識，水面下的島嶼本體是個人未知意識。再深一點，在海島的最底部，也就是海底與其他的海島相聯的部份，就是集體未

---

204 見http://www.thinkerstar.com/WSLF/33Jung/jung12.htm或http://baike.baidu.com/view/85633.htm

205 1895年，榮格考入瑞士巴塞爾大學醫學系，也鑽研哲學、心理學、心靈現象、柏拉圖、康德、哥德、哈特曼、叔本華和尼采等人的著作。大一時，他對論述精神現象的「唯靈論」產生興趣，書中都是小時候耳熟能詳的例子與自己的經驗，於是開始進行心靈學研究，自己也有多次靈異經驗，也有預知力。

206 我也是台灣唯一出版榮格研究著作《超心理生死學》的學者。

知意識。

當我研究到這個部份時，心中升起這就是八識的現代觀念。前五識就是一般所謂的五種感官知覺，也就是榮格比喻的露出水面的島嶼；第六識可解釋爲現代心理學的自我意識，也就是ego。第七末那識應該就是個人未知意識，有時隱、有時現的部份。第八阿賴耶識則是集體未知意識，也就是連接各島嶼的海床部份，所以阿賴耶識又稱爲藏識、種子識、本識、宅識。

人類的確具有意識、潛意識、無意識，一般人在學習的時候，都是運用意識的力量。世界潛能大師博恩崔西（Brain Tracy）曾經說過：「潛意識的力量比意識大三萬倍以上。」[207] 所以任何的潛能開發，任何的希望要實現，都是依靠我們的潛意識。

現代的認知心理學研究也發現，人所能覺察的心識活動約只占所有心識活動的5%而已，其他95%都是潛意識跳過意識而自己完成的，往往要等到潛意識活動完成後，意識才有機會覺察到，不過也有很多人不會覺察。

近年越來越多研究證明，我們身體的免疫系統、內分泌系統、自主神經系統等都和潛意識有關，也就是和末那識有關，末那識主宰一個人所有的喜怒哀樂，也主宰人生裡需要的勇氣、自信、激情、冷靜、創造力、幽默感等各種能力。

所以與潛意識溝通時必須記住這個特點，效果就會顯著。要達到第七末那識健康，其實不難。

第一步，平靜下來：

要與潛意識溝通，必須先靜下心來。因爲當人在動作快或是緊張的時候，意識處於積極活動的狀態中，潛意識在忙於關注可能出現的威脅來保護主人，是沒有興趣做溝通的。

所以要先靜下來，放鬆全身，做緩慢的深呼吸，呼氣時把注意力放在雙肩上，能改變自主神經系統，抑制交感神經，活躍副交感神經

---

207 http://www.23yy.com/m1966/

系統。肩膀的放鬆感覺會漫延到全身。這樣，潛意識覺得可以鬆弛下來了，它就樂於做溝通的工作了。

第二步，留意身體感覺：

然後把注意力放在身體的感覺上，例如感受心臟的跳動，想像那裡就是潛意識的中心，與它對話，可以說出聲來，也可以只在心裡默唸。若是找不到身體的感覺，可以直接把一隻手按在胸口，做同樣的對話。

與潛意識溝通，在開始和結束時，都應對它說「謝謝」。在溝通過程中，若是有一些回應或訊息，也應先說聲「謝謝」，再繼續下去。這樣，潛意識會知道你肯定、接受、認同和欣賞它的工作，會更樂意與你有更多的溝通。

第三步，絕對相信：

信心是心靈最有力的觸媒。當一個人有信心，再結合思想，潛意識立即會感受到能量，會將它轉化為精神上的對等力量。信心、博愛、感謝是所有正面情緒中最有力的三者，當它們融合為一體時，可以達到顯化思想的效果，並且直達潛意識，產生內在的改變。

如果你有一絲懷疑，發出「真的、假的」念頭，效能就會大打折扣。這方面的心理學研究論文已經很多，不擬多說，「相信才會成功」是不變的原則。

如果你能全然相信本書，依照書中的方法去做，只要經常讓腦波處在放鬆的 α 波中，就能將負面思想扭轉為正面價值觀，促進精神面的健康，而進入 α 波的最佳捷徑就是冥想。每天只要五至十分鐘抬頭凝望天空，或毫無意義的盯住一個點不放，都能提升大腦的 α 波。

根據維也納大學伊克諾摩博士（Constantin von Economo）[208] 的巨著《大腦皮質的細胞結構》書中提到，人類的腦神經細胞數量約有一千五百億個[209]，然而人類有95%以上的神經元處於未使用狀態，如果將人類的整個意識比喻成一座冰山的話，那麼浮出水面的部分就

---

[208] https://en.wikipedia.org/wiki/Constantin_von_Economo

是屬於顯意識的範圍，約占意識的5%，換句話說，95%隱藏在冰山底下的就是屬於潛意識與未知意識的力量。

　　潛意識大師摩菲博士說過：「只要我們不斷地用充滿希望與期待的話來與潛意識交談，潛意識就會讓你的生活狀況變得更明朗，讓你的希望和期待實現。」[210]

四、阿賴耶識就是靈性存有

　　佛學的第八識「阿賴耶識（ālaya-vijñāna, all-encompassing foundation consciousness）」，又稱爲如來藏，「即眾生之佛性，萬法之根宗，善惡之本元，聖凡之歸宅」，可見此識就是人類靈性回歸的處所，也就是多維宇宙時空。

　　經過我多年的研究與體會，認爲榮格的「集體未知意識（collective unconscious）」就是佛學的阿賴耶識，因爲榮格說集體未知意識是一種不可計數的、千百年來人類祖先經驗的成績，是全人類普遍具有的，它的內容到處都能找到。

　　「集體未知意識」是榮格理論中最大膽的、最神秘的並引起最大爭議的概念[211]。我認爲它就是宇宙終極的境界[212]，是一切意識的源泉，貯藏了自太初以來的各種原始形式和經驗，也就是所有世間萬事萬物都可以在意識和感覺中表現的一種最高層次的存在，總而言之就是「宇宙靈性存有」。

　　因此要談靈性健康法，就必須用業力與靈界的觀念來談，以及用

---

209 http://163.25.89.40/yun-ju//cguweb/scilearn/introduction/intro03brain/brain04.htm

210 在http://mypaper.pchome.com.tw/wonwonsoap/search/摩菲博士網站及http://mypaper.pchome.com.tw/wonwonsoap/category/4 內有很多摩菲博士的文章。

211 http://zh.wikipedia.org/wiki/卡爾榮格

212 http://www.thinkerstar.com/WSLF/33Jung/jung12.htm

宇宙高維靈性生命的存有來談，或是用印度的阿卡西紀錄（Akashic Records）來談。近年阿卡西解讀課在台灣有些流行，周邊認識的好幾位年輕朋友都去研習，這也是時代趨勢。[213]

在2010年初完成《當佛經遇上宇宙科學》一書時[214]，有一次晨起靜坐時，天人感應到「人類集體未知意識的境界是靈界」。一時體認到集體未知意識的深處，或是在超越意識的頂點，應該與所有的神秘主義相匯合。

也就是說，古代大師們的體悟與榮格的現代認知是相同的，它就是宇宙高維層次存在，簡單的說，不同的宗教或是不同的個人都可以用自己的認知稱呼祂，要稱之爲神、佛、菩薩、大我、本我、全我、元靈、元神、主、耶和華……等等都可以。

然而一般人若試圖把佛教的「徹悟」概念與「集體未知意識」或更高的「宇宙意識」概念，進行現代科學的比較時，就會遇到很大的障礙。因爲這些概念不屬於當代科學的範疇，它一方面是哲學和形而上學的範疇，另一方面又是超心理學、心靈學的範疇。也就是說，集體未知意識是心靈（Psyche）[215] 的一部分，所以要想在靈性層次談健康，就必須用「業力與靈界」的觀念來談健康。

在能量醫學與人類意識領域的先驅密思博士（Caroline Myss）[216] 說：「在水瓶座能量的影響下，我們將建構一個全新的健康標準。我們會將它由雙魚座定義的生理疾病延伸，領悟到健康包含了我們的思

---

213 2023年4月29日，我就與阿卡西研究中心中華亞洲協會在高雄合辦一場「開啓阿卡西紀錄與老子對話」的活動。

214 見http://www.books.com.tw/exep/prod/booksfile.php?item=0010514450

215 心靈（psyche）是指包含意識、個人無意識與集體無意識的概括性名詞。也是心理作用、意識與無意識的全體總和。集體無意識有時被稱爲客觀心靈（objective psyche），因爲它不是個人的。Psychology就是研究psyche的學問，所以「心理學」應該譯爲「心靈學」才能完全表達原文涵義。

216 http://www.books.com.tw/products/0010505708

想、職業、關係等許多要素。」

　　靈性治療是要讓我們更深入探索疾病與生命各個層面間的關聯。讓每個人能夠從個人、族群、象徵三方面中找出疾病定位，然後結合脈輪、神聖儀式來啓動生命力的流動，透過心物合一的視角重新看待疾病，強化與神聖源頭的連結，就不會再流失自身寶貴的能量，從封塞的困境中脫出，獲得眞正的健康。

　　什麼是「神聖源頭」？簡單的說就是宇宙高維時空靈性生命的存有。雖然我們已經知道阿賴耶識就是與靈性層面連結的意識，但是，這樣的觀念對很多人來說仍然非常深奧。

　　幸好美國加州整脊醫師艾力克・皮爾（Eric Pearl）[217] 提出了觀點，他曾在一連串的事件之中，逐漸發現來自宇宙的能量傳遞，認知到一股更大的療癒力量，可以協助人們迅速康復，從那時候開始，他以雙手傳遞宇宙能量，見證在病人身上奇蹟式的療癒。並透過這份神奇的禮物在治療的過程中不斷創造療癒奇蹟。許多現代醫學束手無策的病症如：多發性硬化症、艾滋病、痛風等都在短暫的能量治療過後得到明顯的改善。

　　這也正是我多年架構的「靈心身合醫」學說 。「心物合一」，我認爲在人體上就是指心身合一，用現代話來講就是「人體能量場與肉體合一」。「天人合一」就是指靈與身的合一，用現代話講就是「靈性信息與肉體合一」，這也正吻合近年所講的「高我與小我」的合一，或是佛家「空性與肉身」的合一境界。

五、隱秘能量與靈性療癒

　　從靈性層面而言，生命的任何一個念頭所產生的信息波可以跨越無垠的時空，並形成所感知的世界，這就是量子諧振（quantum resonance）理論，也是史丹佛大學威廉提勒教授所提的「極爲精微的

---

217 http://www.books.com.tw/products/0010452577

能量場」與物質世界的電磁力之間的能量交換，也可以稱為生物能場（Bio-energy）[219]，與人的生命有著非常密切的關係，中國古代稱之為「炁、氣」，印度人稱之為Prana，日本人稱之為Ki[220]。

宇宙就是一個同步性的量子場域集合體[221]，由於每個人的心念能量頻率不同，所以產生屬於自己的量子態，每個人的人生過程與經驗就是量子場（quantum field）的呈現，所以疾病不只是生理層面的因素，更是身體能量場不平衡或是受更高層次干擾的因素。

對某些人來說，要了解這個觀念有其難度，幸好近年多重宇宙（Multiverse）與平行宇宙（parallel universe）的理論相繼提出，說明了宇宙是由無窮無盡的維度（次元、界）所構成，每一界都是一切萬有的一部分。讓不少人能夠體會宇宙信息的可能性。

2002年，美國國家航空太空總署在一整年內，動用威金生微波異向探測衛星（Wilkinson Microwave Anisotropy Probe）探索宇宙深層，發現到某形態的熱點（hot spot）證明宇宙正在膨升，這一點意味著唯一可能導致宇宙膨升的「隱秘能量（dark energy）」[222] 的確存在。

這個發現被科學界譽為宇宙史上最重大事件之一，因為觀測結果與先前理論物理學家的計算非常吻合，所以美國航太總署下了結論：

---

218 呂應鐘，〈論建構新世紀「身心靈全然健康」醫療正道〉，第四屆世界自然醫學學術大會，http://www.thinkerstar.com/WSLF/TrinityMed/20101015NanJing.pdf

219 http://www.qber.com.tw/profile5-2.php?id=4737&lang=tchinese

220 事實上，日本的Ki就是台語「氣」的發音。

221 http://tw.myblog.yahoo.com/bai-196/article?mid=16280&sc=1

222 Dark energy照字面譯應為「黑暗能量」，但是此能量之性質並非黑白相對之黑暗，而是指人類所未知的存在能量，比照dark saying不應譯為「黑暗話語」而是「謎語」，keep dark不是「保持黑暗」而是「隱藏，保密」，故本書將dark energy譯為「隱秘能量」，較能真確地顯示其本質。

宇宙中可見物體大自銀河、星辰、小至人類或細菌，其總組成物質只占不到宇宙物質總量的5％，剩下的95％當中，約有25％由神秘未知的隱秘物質（dark matter）與70％的隱秘能量組成。科學家看不見這些隱秘物質與能量，只能從這些物質與能量所產生的引力而測知這些物質與能量確實存在。[223]

可見當今人類物質科學所知的宇宙，只有真正宇宙的不到5％而已，宛如井底之蛙看井口，認為整個天空就是井口大小而已。經過我們十多年來的經驗，可以說「靈性療癒」就是從5％物質層面連結到95％的靈性層面，也就是「心靈感應」或稱為「天人感應」。

紐約布魯克林Maimonides醫學中心[224] 曾做過睡眠中超感知覺實驗，是他心通的經典實驗。系列實驗結果曾發表在各類神經和醫學學術刊物上，研究結果表明，「他心通不存在的可能性小於千分之一」[225]，事實上這種他心通功能，就連植物也具備。

美國中央情報局的測謊專家巴克斯特（Cleve Backster）[226] 的大量研究發現，植物具備驚人的感知功能，可以事先知曉人類的心理活動。當時巴克斯特做的實驗，在世界上引起了相當大的轟動。因此隨著一些科學家突破舊有的思想框框，大膽推理、小心求證，越來越多自然界的奧秘被發現。我們也可以預期與宇宙95％連結的靈性療癒，將來也會成為主流醫學。

當今人類所知的人腦功能也只有大約5％左右，美國航太總署定義人類已知的宇宙也只有5％左右，這兩者百分比的相同，意味著人類未知的宇宙與未知的人體功能還有95％，這麼大的未知領域，正是

---

223 見https://science.nasa.gov/astrophysics/focus-areas/what-is-dark-energy

224 http://www.maimonidesmed.org/Main/MentalHealthCenter.aspx

225 http://www.epochweekly.com/b5/398/14166.htm，讀懂你的心——科學證實心靈感應存在，新紀元周刊第396期2014/09/25

226 https://en.wikipedia.org/wiki/Cleve_Backster

人類應該積極前瞻研究的，本書認爲這正是人類當前尙未知曉的靈性科學領域，因此靈性療癒絕對不神奇也不是迷信，不是怪力亂神，反而値得科學界與醫學界進一步研究，在此姑且稱之爲未來醫學。

在此順便引用一下聖經的記載，讓大家淸楚耶穌也是運用連結宇宙能量來治病的。

《路加福音》：「凡有病人的，不論害什麼病，都帶到耶穌那裏。耶穌按手在他們各人身上，醫好他們。有一回，耶穌在一個城裏，有人滿身長了大麻瘋，看見他，就俯伏在地，求他說：主若肯，必能叫我潔淨了。耶穌伸手摸他說：我肯，你潔淨了吧！大麻瘋就立刻離了他的身。」

《馬可福音》記載，有人帶著一個耳聾舌結的人來見耶穌，求他按手在他身上。耶穌領他離開眾人，到一邊去，就用指頭探他的耳朵，吐唾沫抹他的舌頭，望天歎息，對他說：以法大！開了吧！他的耳朵就開了，舌結也解了，說話也淸楚了。

凡是熟悉聖經的人都應該看過非常多的耶穌治病的神跡，事實上耶穌就是具備運用宇宙能量的高能力，在量子時代經過我們前面的詮釋，相信大家都能夠理解。所以我們可以認定「靈性療癒」是眞實不虛的。

六、靈性療癒的科學人士實證

多年來我在一位上師的指導下，每天都要冥想宇宙神聖純淨的光從冠輪進入我的身體，依序通過眉心輪、喉輪、心輪、臍輪、太陽神經叢、到達底輪，然後穿透全身，淨化我的身、淨化我的心、淨化我的靈。

一般談脈輪都只談七輪，但就我所知以及自己的體驗，人體有七輪，在頭頂上空還有五輪，就是「大氣層輪、月球輪、太陽輪、銀河中心輪、宇宙中心輪」[227]。

投入能量療癒工作逾三十年、創立美國心靈學會（American

Psychic Association）的薛伍（Keith Sherwood）[228]，曾製作一個每週播放的紐約電視節目「心靈研討會」長達三年，出版不少關於業力意識、脈輪療法、靈性治療的書籍，他認為：「學習靈性治療，你可以：化解生理病症、戒除上癮行為、放鬆肉體和心靈、為細胞充電、釋放負向制約、開發直覺、超感應力。」

靈性治療並不是沒有科學根據的空談，因為這一方面是數千年來的古老遺產，在尚未有物質科學以前，很多人已經在用宇宙能量療法來治病。這個療癒的能量是來自宇宙高維靈性的存在（稱為神、佛、主都可以）賜予的禮物，送給任何需要的人，只要你相信便會獲得，只要敞開自我，讓神性（高層本我）顯露，進而開啟一個讓療癒能量得以流進身體的通道。

值得一提的是，曾經執教於美國加州舊金山州立大學的維洛多博士（Alberto Villoldo），主要研究能量醫學和心像念力如何改變腦內的化學作用。後來有感於實驗室研究對於人腦、心理、心靈作用的了解，視野過於狹隘，毅然更換研究跑道，深入祕魯的安地斯山區、海岸區和巴西亞馬遜雨林，跟隨當地備受景仰的巫士學習研究，並進行實際的操作、演練，最後整理出印加人傳統的靈魂治療術「能量醫術」。[229]

越來越多的先進科學家與醫師已經有很多靈性療癒的實例，而且有很多論文發表及著作出版。例如：

華許博士（Froma Walsh），專門研究家族排列，美國芝加哥大學普利茲克醫學院社會服務管理學院與精神醫學系榮譽退休教授，也是芝加哥大學家庭健康中心協同主任，並於西北大學應用心理學與家

---

227 Chakra 的說法不少，也有人說有十五輪，為地輪、基輪、生殖輪、臍輪、心輪、喉輪、眉間輪、頂輪、天輪、地球輪、太陽輪、銀河輪、小宇宙輪、大宇宙輪、虛輪。

228 見http://www.books.com.tw/exep/prod/booksfile.php?item=0010539074

229 http://www.books.com.tw/products/0010409769

庭研究中心擔任臨床教授。[230]

里秋博士（David Richo），把榮格與超個人學派的觀點巧妙融入專業實務中，他非常強調心理及靈性的重要。在聖塔巴巴拉市立大學成人教育中心、加州大學柏克萊分校等處授課，並常在英美各地舉辦工作坊。著有多本探討心靈的作品。[231]

洛伊德博士（Alexander Loyd），心理學與自然醫學雙博士。在2001年發現了療癒密碼，幾乎任何身體、情緒或人際關係方面的問題，均可從根源被療癒。從此他的私人診所便成為全球該類型診所中的翹楚。[232]

強生博士（Ben Johnson）[233]，擁有醫學與整骨醫學雙博士，曾擔任喬治亞州亞特蘭大市免疫恢復診所臨床主任數年，專攻癌症領域。2004年也使用療癒密碼治癒自己的漸凍人症後，便選擇退休，到世界各地演講，全心推動療癒密碼。

戴特沃德博士（Ken Dychtwald），心理學與老年學專家，更是肢體心靈發展、身心健康、人類老化等領域的研究先鋒。擔任斯堪地那維亞肢體心靈訓練中心主任。也在大學教授心理學、老人病學及健康相關學科。[234]

---

230 http://www.amazon.com/Spiritual-Resources-Family-Therapy-Second/dp/1606239082/ref=sr_1_1?ie=UTF8&qid=1455286515&sr=8-1&keywords=Spiritual+Resources+in+Family+Therapy

231 http://www.amazon.com/How-Adult-Psychological-Spiritual-Integration/dp/0809132230/ref=sr_1_1?ie=UTF8&qid=1455286582&sr=8-1&keywords=How+to+Be+an+Adult%3A+A+Handbook+for+Psychological+and+Spiritual+Integration

232 http://www.amazon.com/Healing-Code-Minutes-Success-Relationship/dp/1455502006/ref=sr_1_3?ie=UTF8&qid=1455286635&sr=8-3&keywords=Alexander+Loyd%2C+PhD

233 http://www.meetdrben.com/

234 http://www.amazon.com/Bodymind-Ken-Dychtwald/dp/087477375X/ref=sr_1_1?ie=UTF8&qid=1455286744&sr=8-1&keywords=Bodymind

必須推崇的是香港的鍾灼輝博士，他是香港大學心理學博士、認知心理學家。專攻犯罪心理學，擔任過香港警務處高級督察。2004年，在紐西蘭自駕滑翔機遇上奪命意外，從瀕死經驗和奇蹟康復過程中，對於生命夢想有了新的深刻領悟。他是首位透過夢境治療，成功啓動潛意識自癒能力，協助恢復身心靈整體健康的真實範例。[235]

鍾灼輝博士說：「其實每個傷病背後，都隱藏著內心想要傳達的重要訊息，只是我們不曾認真聆聽內心的訴求而已。傷病只不過是潛意識的一個訊息載體，訊息如果沒被成功解讀，傷病便會一直抓緊我們不放。……我追尋的奇蹟治療，其實正是自我療癒的能力，這並不是什麼神祕魔法，也不是哪裡修來的神通異能，它其實是我們與生俱來的一種生存本能。這奇蹟不只屬於我，也不只屬於少數的幸運兒，而是平等地屬於地球上每一個生命。奇蹟就寫在每個細胞的遺傳密碼上，深藏在我們的潛意識裡。」

這樣的陳述，也與本書的思想不謀而合。因此可以了解，痊癒的奇蹟本來就在末那識（潛意識）與阿賴耶識（未知意識）裡，不用外求。

因此可以說阿賴耶識就是一切健康法之根本。若只有眼耳鼻舌身五官健康，而心理不健康、意識不健康、潛意識不健康，仍然不算健康，也一定會有疾病出現。必須進入未知意識境界的健康，才是全然的健康，才能到達零疾病的境界。

七、萬物皆是能量的存在與顯現

相信很多讀者看到這裡，會有越來越了悟的感覺，不過似乎沒有他人用現代科學角度及靈性角度來詮釋阿賴耶識健康法，使得第一次接觸這樣觀念的人無法立即領會，因此以下再用新的量子物理觀念來

---

235 http://www.books.com.tw/products/0010630652

詮釋，讓更多人能夠明白。

我大學修的是核子工程，讀過高等物理、相對論、量子物理等課程，後來修天文學，對宇宙科學不陌生。知道二十世紀初期量子力學與相對論，被認為是現代物理學的兩大基本支柱，不過在二十世紀七〇年代以前，台灣物理學界好像沒有研究量子力學的教授，因此當時自己也學得迷迷糊糊的。只知道量子力學是描寫微觀物質世界的新物理學理論，後來通過量子力學的發展，人們才知道物質的結構不是堅實的，反而在小於原子的空間裡，充滿了虛空。

用足球場來比喻，把一個原子放大成足球場大小，電子雲就在球場邊緣旋轉，場中間放著的足球就是原子核，裡面有質子與中子結實聚集在一齊。換句話說，原本看似結實的原子，事實上內部空間極大，幾乎有99.9999%是空的，所以進入微觀的量子物理世界來看物質，完全與宏觀世界不同。

1968年，意大利理論物理學家維內奇諾（Gabriele Veneziano）為了要解出粒子內強作用力的模式，提出弦論（String Theory）的雛形[236]，他認為所有粒子事實上是一小段類似橡皮筋那樣可扭曲抖動的有彈性線段。

後來經過許多科學家的研究，具體發展出比較完整的弦論，認為自然界的最小基本單元不是電子、光子、中微子和夸克之類的點狀粒子，而是很小很小的「能量弦線」，由於弦的不同振動和不同運動型式，就產生出各種不同的基本粒子。小至電子、質子、夸克等的基本粒子，大至星際銀河，都是由這個一維時空的「能量弦線」所組成，這些弦可以是有端點的一段，或者是連接成一個閉合圈環形。

後來的研究又發現了所有的粒子與反粒子，如正反夸克、正反電子、正反微中子等，以及四種基本作用力粒子（膠子、中間玻色子、光子、引力子），都是一小段不停振動的能量弦線所呈現的，而各種粒子彼此之間的差異，只是這弦線的長度、振動參數和形狀的不同，

---

236 https://en.wikipedia.org/wiki/Gabriele_Veneziano

就構成了萬物。

弦論是繼愛因斯坦後物理學的最大發現，足以解釋宇宙萬物的形成與存在。現今科學家相信弦的振動頻率改變時，就會變成夸克、變成重力、變成光、變成物質。

人體也是由一大堆弦所構成，支配弦的定律是彼此之間的和諧振波。也就是說，宇宙萬物不是固態實存，而是由不同頻率的波動所形成，身體如此，桌子也是，樹木也是。這又與佛經所說「凡所有相，皆是虛妄」相吻合。簡言之，宇宙萬物一切皆是能量的存在與顯現。

在量子力學的微觀世界中，科學家經常看到物質在虛空中自然出現的現象。這個量子物理學的發現，證實了佛經裡所講的「色即是空，空即是色，色不異空，空不異色」，色就是物質，空就是能量，上面這句話翻譯成現代話就是「物質即是能量，能量即是物質，物質不異能量，能量不異物質」，完全和愛因斯坦的質能定律契合。

現代物理學認為，物質只是弦產生的「場」的存在，所有的物質都只是波動而已。愛因斯坦也說過：「物質是由極強大的場空間組成的。」

因此，我們可以得到結論：萬物皆是能量，不同能量形成不同場，形成不同物質。萬物都是能量所形成的，太陽、月亮、地球、人、樹木、花草、風雷雨電、聲音、光、熱等等一切皆是能量，也形成各種場。所以不同的能量頻率可以調理身體，這正是五行音樂、光療、磁療、遠紅外線療法、水晶能量、經絡按摩、頌缽等的運作原理。

因此萬物皆與宇宙能量有關。總言之，能量是構成各種因素的本質，在小於電子層次的量子微觀世界裡，一切皆是能量，皆以振動存在，所有的生命都必須依賴分子振動或從源場（source field）領域作相互溝通。這裡的「源場」就是「人類集體未知的宇宙靈性意識界」。

「宇宙靈性意識界」比任何宗教還要古老，因此「靈性教導」不是宗教的專利，也與宗教無關。宇宙本身就具備永恆的智慧，這些智

慧從遠古迄今代代相傳，這是地球多次文明、藝術、文化與科學的源頭，後來才形成宗教的基礎。237

所以大家必須認知宇宙萬物就是以「能量場」的方式存在，能量與能量間當然會有傳遞，因此疾病與健康也是人體能量的呈現，只要相信這些，自己的心念就可以將疾病能量轉成健康能量，只是，看你相不相信而已。

八、祝由術與量子場域信息療癒

我曾在《第三屆身心靈自我療癒國際研討會》發表「從平行宇宙與多重宇宙理論談量子場域之訊息療癒」論文，結論提到：

> 上古神秘的「祝由」可以用聯繫宇宙訊息場的觀念來理解，也就不再是神秘與迷信了。再加上近年宇宙科學方面，也逐漸發現平行宇宙與多重宇宙存在的可能性，更使我們能夠將多重宇宙、量子場域、量子諧振、信息療癒等看似不相干的現代西方科學新理論，做了一個完美的結合。
> 台灣全我中心團隊每個月都在進行「量子場域訊息療癒」的實踐，協助身體有狀況的人透過現場能量排列的呈現，去感受並體會自身種種疾病的本源，透過場域排列238 去覺醒，從而覺知自己過往的生活與心境，若是能夠獲得洞見，由此而澈底轉換人生心境的人，就可以在職涯、疾病、感情、婚姻、人生道路各方面，得到正面的療癒。

---

237 經常有人問我信什麼宗教。我都回答「不信現在的宗教，只研究宗教原始經典」，佛教迄今大約兩千五百年，基督教迄今大約兩千年，張道陵創道教迄今大約一千九百年，伊斯蘭教迄今大約一千四百年。我就要問：老子、孔子時代還沒有這些宗教，他們信什麼教？人類文明也不只兩千五百五十年，以前的人信什麼教？所以呼籲大家，不要將思維陷入宗教當中，必須超越宗教。

約在八〇年代，有機會接觸一些道教學問，當時就知道「祝由」是失傳的遠古靈性療法，有時用具體物品如符籙（紙墨珠砂）、水火刀劍，有時用抽象的如手指（寶劍）、手掌（塵拂葫蘆）、眼力（元神元氣），就可以爲病人治療。

　　而藉著祝由來治療時，道士與病者可以無身體接觸，更厲害的又可爲病者做遙距診療，不用面對面；或者又可以同時爲一組病人做治療，甚至該組病人有著不同的疾病也可以。如果病人能夠自行懺悔以往所作所爲，那麼療效會更爲神速！

　　當我接觸祝由的主題時，就直覺認爲這不是怪力亂神，應該可以用先進的科學理論來詮釋，因爲宇宙萬物的本質是能量，萬事萬物的一切都靠能量的轉變而運作。2015年，我接收老子的N維傳訊，才知道老子所言的「道生一一，生二二，生三三，生萬萬物」不是哲學思想，而是科學思想，也正吻合前面所說的弦論，因爲弦能量（老子稱爲道）頻率不同的振動生成一一、生成二二、生成三三、生成萬物萬物。[239]

　　因此我就開始研究上古祝由術，也首度用現代的「信息療癒（Message Healing）」來詮釋，也可以稱爲現代的宇宙能場療癒（Cosmic Energy Field Healing），就是運用量子場域諧振的調整及提

---

238 台灣全我中心的量子場域訊息排列，與德國心理治療師海寧格（Bert Hellinger）創立的家族排列（Family Constellations）相似，但不同點在於加入東方古代祝由元素，尊重現場能量的呈現，排列師只扮演「引導」角色，而非「指導」角色；依循每個人呈現的場域之不同去體會，也非依循固定的書冊句子去解釋。

239 有關「道生一，一生二，二生三，三生萬物」這一句，二千年來，無數哲學家詮釋，但並沒有眞正道出老子的本意。老子的存有從宇宙傳訊給我，也才知道通行本的斷句錯誤了。但本話題不屬本書內容，在此不言，有興趣的人可以看看《老子的N維傳訊：老子原文重現重譯》，博客來網路書店有售。想要購買者也可以連絡台灣全我中心0800 826 588。

升，協助大家去除疾病，使身體健康。

　　大家都知道《黃帝內經》通篇不言鬼神邪祟，但是裡面有說：「因知百病之勝，先知百病之所從」，也就是必須先知道百病發生的原因，這也是祝由會發生效果的原因。

　　唐代王燾的《外台秘要》收載有祝由科，說明最遲在唐代，祝由已成爲中醫體系獨立的一科[240]，祝由科歷經數千年的流傳，都是正式的中華醫療系統，明代太醫院設有祝由科，爲太醫院十三科中的一科[241]，因此常被稱爲祝由十三科。

　　然而到了明穆宗隆慶五年（西元1571），被廢科，不再列入宮庭醫療體系，之後分化在道壇與民間信仰中，而後納入道教醫學，成爲民俗療法[242]。不過我直覺認爲祝由會在二十一世紀恢復其崇高的歷史定位。

　　《古今醫統大全・卷之一〈歷代聖賢名醫姓氏〉五帝苗父》[243]說：「上古神醫，……人有疾求醫，但北面而咒，十言即愈。」[244]可知上古的祝由術並不是對病人解釋病情，而是對冥冥之中的第三者說咒語作法，這就如同基督宗教的禱告療病，以及原住民祭師的祈禱療病，這樣的現代詮釋才是祝由的眞面目。

　　祝由是不是迷信？山東中醫學院、河北醫學院校釋《黃帝內經素問校釋》說：「祝由：古代通過祝禱治病的一種方法，後世稱用符咒

---

240 http://universaltcmtc.wordpress.com/有關祝由術的記載

241 據《中國歷代官制詞典・太醫院》條，太醫院所定的十三科，元代爲：大方脈科、雜醫科、小方脈科、風科、產科、眼科、口齒科、咽喉科、正骨科、金瘡腫科、針灸科、祝由科、禁科；明代爲大方脈科、小方脈科、婦科、瘡瘍科、針灸科、眼科、口齒科、接骨科、傷寒科、咽喉科、金鏃科、按摩科、祝由科。

242 曾文俊《祝由傳衍》，中國醫藥學院中國醫學研究所 碩士論文頁64-83，民87。

243 徐春甫，《古今醫統大全》，人民衛生出版社，1991

244 http://baike.baidu.com/client/view/422121.htm?app=3&font=2&statwiki=1

攘病的爲祝由科。所謂祝由，表面上看來完全是迷信形式，而實際上卻是含有一定科學道理的最原始的精神療法。」245 可見我們不能用迷信來看待祝由科，它就是現代醫療的精神治療，也就是本書的信息治療。

祝由治病不用藥或是少用藥，主要是靠祝由醫師的意念及符咒產生的「意識場」來調理不平衡的疾病，祝由醫師不但能調整自身生物場頻率，也可調動宇宙場（高維信息場）進入人體，使氣貫注於指端，直達筆毫，深透墨紙之中，或以指代筆書符咒於病灶之上。

因此我們可以說祝由就是透過「向神（集體未知意識、宇宙高智慧生命體）」祈禱求福，透過轉變意念、專意注念，根除疾病的一種最高級精神心靈療法，也就是現代語言的量子場域信息療癒。

所以人類應該從發展不到一百年的西方對抗醫療，回歸到數千年來的傳統靈性醫療，才是人類回復健康的正道。

九、我們的量子場域信息解碼

台灣全我中心的「量子場域信息解碼（量子場域排列）」，能夠做到協助案主透徹了解個人自身問題。這是結合三個方面的學理形成的：

1. 類似德國海寧格（Bert Hellinger）的家族排列，但更爲精細。
2. 運用量子場連接宇宙信息來解碼，以了解疾病或人生問題所在。
3. 融入中國古代祝由的移精變氣方法，協助調整頻率。

要進行量子場域信息解碼，必須要在一個不受干擾的能量潔淨場地，人數最好不超過二十人，開始時必須先做神聖開場儀式，結束後也要做神聖關閉儀式。246

---

245 http://baike.baidu.com/link?url=q_BsgzwnnoY30cjiLJphknhckBa6GOZgEq
　　LUAqh6FeA6Kb-e7JExuHLO7kxsA9Ik

指導老師劉博士會在開始時先帶領大家做淨心禱告，先建立好的場域能量結界。先做簡單的說明，讓現場參與者能夠簡捷了解人體能量場、量子物理與宇宙信息的科學觀。

　　接著指導老師劉博士會視當天主題與現場能量狀況來調整，也就是隨順宇宙安排，不能有老師個人的意志。然後劉老師會詢問有哪位案主要先進行，由案主坐到前方老師旁邊椅子上，先簡扼的說出其困擾問題，然後老師會請案主從現場參加的人員裡，用直覺找出代表這個角色的人，請代表站起來，案主站在代表後方將雙手輕放在肩膀上說：「我授權你代表……」，通常會感覺到果然有一股能量湧入此代表，甚至說話語氣都和那位原主一樣。

　　再視案主的問題狀況授權數人，然後藉由這些代表們各自所感受的狀況相互移動，來協助案主了解問題背後的因緣，重新調整失序的無形心靈秩序，並深入了解生命中有哪些必須去解決的事，讓已經堵塞的能量有機會再次流動，就能解決問題。

　　整個過程無法在此用文字描述，必須親自看現場各位代表互動的狀況方能了解。我們這些旁觀者根本不認識案主，更不知他家中父母或是祖父母的狀況，也不知過世的親人是什麼病走的。但被代表人的現場表現，會讓案主驚訝他家就是如此。例如有一位年輕男士，與父親感情非常不好，現場代表父親的人一開口，這位案主馬上說「就是這樣」，他爸爸的口氣就是這樣。

　　十年來，台灣全我中心就安排每月舉辦一場量子場域信息排列解碼，有時也會視學員需求增加台中及台北場次，已累積上千人次的實際經驗成果，替很多人解決了個人或是家庭一些問題。包括找出小腦萎縮的原因，讓患者好轉。父親車禍過世時在美國，無法當場回來的心頭大憾。或是子宮肌瘤的困擾、發生車禍的原因，甚至公司要與誰

---

246 作者曾經在上海與海寧格的弟子談過，問他開場與結束有沒有做這些神聖結界，結果回答：「不用。」讓我很驚訝。之後我留在現場看他如何帶排列課程。不便多言，只能說，會有很多後遺症。

合作的決策，或是台商在大陸的公司想要賣掉的問題等等，都可以透過量子場域信息解碼，獲得很好的解決方法。

以我自己排列為例。我的祖父在我出生前一年就因公鞠躬盡瘁。當年他為公家所做的好事，都是聽母親說的。翻閱《宜蘭縣志》才知道，祖父在日據時代就已經是礁溪庄長，1945年日本戰敗，日本人回國時，沒有發工資給當時的工人，國民政府接收台灣，又指派祖父為礁溪鄉長，那些沒拿到日本政府工資的鄉民工人，便聚集向我祖父索討，祖父只好賣掉土地祖產，替日本政府還債。《宜蘭縣志》有記載1947年祖父積勞成疾過世。

就在一次量子場域信息解碼時，根本不會想到當時憤怒的鄉民的能量到現在還存在著。劉老師說：「不然，你早就應該更加騰達才對。」

當時我很不以為然，祖父賣出大片土地祖產替日本付錢給鄉民，那些鄉民能夠拿到錢，應該感激才是，怎麼還留著非常怒恨的能量到現在，怎麼能這樣？

現場代表鄉民的那位，表現出想要打死人的那種非常憤怒的樣子，我看了實在不能理解，祖父變賣自己的家產，替日本政府給你們工資，怎麼還這樣憤怒？怎麼會這樣？但是沒有辦法，為了化解七十多年來的無名怒氣，我只好替祖父與祖先向那些憤怒能量道歉，我說：「我知道了，但那是七十六年前的事了，與我根本沒有關係，而且祖父是替日本人還債，不是祖父欠你們的，何況時代已經變遷，二次大戰已經早就結束了，我現在代替祖父向你們道歉，請你們原諒，並請宇宙神聖智慧體帶領你們回到光之中、愛之中。」

台灣全我中心類似這樣的例子非常多，家家不同，真的是家家有本難唸的經。

閱讀本書的讀者，若有健康上的疑難雜症，或是家族相處的困擾，可以連絡台灣全我中心，透過每月一場的量子場域信息解碼，幫你們了解疾病發生的背後因素，或是生涯上的困擾，然後用正確方法來化解。

十、請求原諒療癒祈禱文

在此提供一個《請求原諒療癒祈禱文》，適合化解所有負面能量：

至高無上的宇宙之神、神聖創造者、父親、母親、孩子啊⋯⋯。

從創世至今，如果我、我的家人、我的親友及我的祖先

在思想、言語、行為及行動上曾經觸犯過你、你的家人、你的親友和你的祖先，

我請求你們的寬恕，讓過去的錯誤清理、淨化和釋放，

剪斷所有負面的記憶、阻礙、能量和振動，

把這些不需要的能量轉化為純淨的光。

謝謝你們、謝謝你們。

有任何身體、人際、錢財或職場上困擾的人，都可以天天唸誦。因為有些健康問題或是錢財、職場困擾是我們不知道的，或許是父母種下的，或許是祖父母種下的，或許是外公外婆甚至伯叔種下的，當時他們沒有處理好，留下一些怨懟，影響後代子孫的一切。

但是後代子孫通常不知這些事，無法處理，也無法化解。讀到本書的有緣讀者，雖然不知祖先們留下什麼怨懟，但能夠天天唸誦《請求原諒療癒祈禱文》，絕對有幫助。

就如同推廣夏威夷身心靈療法的美國學者修藍（Ihaleakala Hew Len）博士說的，「我愛你、對不起、請原諒、謝謝你」四句話，非常好用。

後語：星際無邊　生命永存

世界衛生組織曾經將「健康」做了更詳細的定義：

(1)能抵禦一般感冒和傳染病。

(2)頭髮有光澤，無頭皮屑。

(3)眼睛明亮，反應敏捷，眼瞼不發炎。

(4)牙齒清潔，無齲齒，不疼痛，牙齦顏色正常，無出血現象。

(5)肌肉豐滿，皮膚有彈性。

(6)體重適當，身體勻稱，站立時，頭、肩位置協調。

(7)懂得適時休息，睡得好。

(8)充沛精力，能從容不迫的擔負日常生活和繁重工作，不感到過分緊張和疲勞。

(9)應變能力強，能適應外界環境中的各種變化。

(10)處世樂觀，態度積極，樂於承擔責任，事無大小，不挑剔。

前七項是生理面，後三項是心靈面。似乎不用多說，很多人看到前面幾項就失敗了，列入不健康行列了。難道，要健康很難嗎？

事實上不難，只要從常規醫學的生理面，邁進心理與靈性面。

《復甦（Resuscitation）》期刊上曾經發表一篇有關心跳停止的瀕死體驗報導，研究者提出：「人的意識可能是一個獨立的微觀物質。」[247] 其實以量子力學與弦論的角度來看，人體本就是一連串智慧電磁信號的組合，也就是靈性的存有。

美國北卡羅萊納州維克森林大學醫學院教授蘭薩博士（Robert Lanza）依據量子力學，證明「靈魂不滅」的全新論述，已經被全球媒體廣泛報導。他說：「人在心跳停止、血液停止流動時，即物質元

---

247 http://www.epochtimes.com/b5/2/8/12/c8451.htm

素處於停頓狀態時，人的意識訊息仍可運動，亦即除肉體活動外，還有其它超越肉體的量子訊息，或者是說俗稱的靈魂在活動。」[248]

英國牛津大學數學系名譽教授，也是著名數學物理學家彭羅斯爵士（Sir Roger Penrose）[249] 更是量子意識理論家。他提出「意識的量子性質（The quantum nature of consciousness）」理論[250]，可以說明當人死亡時，構成靈魂的量子物質離開神經系統而後進入宇宙，這時便會出現瀕死經歷。

美國亞利桑那州大學意識研究中心主任、麻醉心理學教授哈默洛夫博士（Stuart Hameroff）[251] 提出「量子意識（quantum consciousness）」理論[252]，他認為「靈魂是由宇宙最基本的物質構成，可能與時間同時出現。人的大腦只是宇宙原意識的接收器和放大器，只是一個加工廠，本身並不會產生思想意識，它的主要功能就是接收來自宇宙的信息並加工成語言，再表達出來。」[253] 這一段話非常精彩。

這些先進教授們的超科學理論，值得我們深思，也值得我們深信宇宙是無邊無際的，靈魂是永存的。而且我個人四十多年前開始研究超心理學以來，也有多次天人感應體會，敢說二十世紀運用「生物、化學、機械」的對抗醫療方式，必須邁向二十一世紀「生物、物理、量子」的能量醫療，發揮人體生物能量場自癒能力，並與宇宙信息場（高維信息）相互作用，進入光之時代，才是人類健康福音。

十八年來我一直在建構真正的自然健康科學系統，這就必須深思「靈心身整合」的重要性，並融合量子思維，且能實際操作運用，才能回歸「上醫治未病」的最高醫療境界，方能帶領人類邁向「回歸自

[248] http://www.robertlanza.com/does-death-exist-new-theory-says-no-2/
[249] https://www.maths.ox.ac.uk/people/roger.penrose
[250] https://www.youtube.com/watch?v=3WXTX0IUaOg
[254] https://en.wikipedia.org/wiki/Stuart_Hameroff
[252] http://www.quantumconsciousness.org/content/research
[253] http://anesth.medicine.arizona.edu/faculty/stuart-r-hameroff-md

然，擁抱健康」的醫學正道。

很多美事都有宇宙冥冥中的安排，多年來我訂閱網路的美國《什麼是醫師不告訴你的電子報（What Doctors Don't Tell You（WDDTY）》[254]，就在2013年有一天收到標題為《Immune system is best cancer fighter, milestone research confirms》的文章，翻譯成中文是「免疫系統是最佳癌症鬥士，里程碑的研究確認了」，裡面說到：

> 這件事我們已經說了很多年，現在領先的研究人員正在承認，一個健康的免疫系統是戰勝癌症的最好方法。因為他們在一份新的研究報告上說，如果我們僅僅依靠化療，「對抗癌症的戰爭」永遠不會獲勝，因此被譽為癌症研究的里程碑。
>
> 杜賓根大學醫學中心的一個研究小組已經證實，免疫系統有能力駕御腫瘤細胞，使癌細胞進入永久休眠狀態。帶領研究小組的博士（Dr Martin Rocken）說，這意味著可以加強免疫系統以戰勝癌症，這是一種有效的癌症療法，這樣做沒有破壞任何細胞，會帶給癌細胞衰老、或終身休眠，並停止癌症擴散。
>
> 這是有可能的，我們若用軍事手段是不能贏得抗癌戰爭。相反的，恢復身體的免疫系統以控制惡性腫瘤，這將是一個重要的里程碑。
>
> 教授說。他指的「軍事手段」包括化療、放療等破壞免疫系統的方法。

這個資料的來源是世界科學界頂尖的《自然》雜誌。當我看到這個被稱為里程碑的報導，不禁大笑了出來，就如同這個WDDTY電子報的第一句「這件事我們已經說了很多年」，沒錯，我在2002年9月出版第二本抗癌書《我的腫瘤依然不見了》，第三章標題就是「絕對要提升免疫力」。

---

254 大家可點http://www.wddty.com/immune-system-is-best-cancer-fighter-milestone-research-confirms.html看看原文

我已經說了二十一年了，多次演講也都一直在提倡這個觀念，沒想到2013年的國外科學頂尖期刊，也終於認為「免疫系統有能力駕御腫瘤細胞」是里程碑的研究。

　　但也不是表示免疫力越高越好，因為免疫力太高，會出動太多白血球來包圍、攻擊病原的話，也會引起過多的發炎反應，造成身體出現紅、腫、熱、痛等現象，雖然這些過敏、發炎會隨著時間消失，卻會讓身體部分組織變成不正常，並且失去原有的功能。

　　所以必須用天然無害的方法來提升免疫力。這麼多年來，我一直提倡「必須視個人身體狀況」、「用天然蔬果萃取」、「具有量子營養效應的類藥劑營養素」來提升免疫力才是健康大道，如今世界級科學期刊《自然》又證明了我的看法是正確的、前瞻的，總算欣慰了。

　　在此，我慎重提出一些前瞻的觀念，請大家深思：

一、一個世紀以來，主宰健康市場的西式對抗醫藥已經面臨困境，眼看醫院越蓋越大，病人卻越來越多，未來全球必然會發生醫療風暴，人類才會重新反思此種對抗醫療的失策，全面回歸尊重自然的數千年傳統的整合自然醫學道路。

二、未來必須用「對症下營養」取代「對症下藥」，人類不再使用化學原料合成的藥物來治病才能永續存活。此「對症下營養」做法包含「對身下營養」與「對心下營養」。

三、「對身下營養」即是採用天然草本及蔬果為原料，具有天然活性的類藥劑營養素，具備量子營養效應，視個人體質與疾病差異而調理的方法，使病態細胞回復健康。

四、「對心下營養」即運用意識、末那識、阿賴耶識健康法，透過正面信念與思維來調整細胞的內環境，發揮個人的心念，增強生物能量，連結宇宙高維生命智慧。

五、必須「身、心、靈」三管齊下，方能達到全然的健康。

　　2000年迄今，我從自然醫學、整合醫學、營養醫學、分子矯正醫學這些「身」的部分，邁向能量醫學、信息醫學、量子醫學，甚至靈性醫學的「心靈」部分，不僅是學理上的鑽研，還有親身的天人感應

體驗，可以說一直走在時代尖端，而且已經具體化成為培訓課程，旨在培養時代需要的國際認證的健康教練人才，除了每年在台灣開課外，也曾經在馬來西亞、新加坡開過課，未來應該會在上海、深圳開課。希望能有更多共同理念的人，來同心合力推展這個新世紀的量子場域全健康、零疾病的知識與方法，造福人類！[255]

相信未來，人類就會體驗「人、法地地、法天天、法道道、法自然」[256] 的身心靈全方位健康法才是宇宙真理。這是一個劃時代的人類健康新路線。

我們更期望西醫師若能閱讀本書，體會本書所有理論，並學習操作各種心法，能夠跳出現行西方醫學的「生物、化學、機械」治療方法，深入了解能量醫學、信息醫學，進入到靈性醫學，又能夠施行於現行醫療技術上，方能幫助更多人真正回復健康，也能減少健保支出，降低全國醫療費用，才能成為造福人類的上醫。

還是一句老話：「只要相信，就能成功！」、「一切來自你的心！」

---

255 分別有台灣全我中心、美國全我自然醫學研究院、哥斯大黎加聖荷西大學亞太區自然醫學系、歐盟Bircham國際大學遠東分校、香港國際華人超心理學會、澳門亞洲人文與自然研究院養生研究所等認證。

256 通行本道德經斷句為「人法地、地法天、天法道、道法自然」，並不正確，人類不能只效法地，讓地去效法天，讓天去效法道，讓道去效法自然。人類必須要效法四種。詳細解說請閱《老子的N維傳訊》一書。

最後獻給大家《藥師佛》心咒，祝福有緣的讀者：

漢傳版藥師佛心咒：

oṃ bhaiṣajye bhaiṣajye bhaiṣajya samudgate svāhā

唵　白沙耶　　白沙耶　　白沙訝　薩目噶喋　娑訶

原意：唵，藥，藥，大藥，成就吉祥圓滿！

藏傳版藥師佛心咒：

om beikanzei beikanzei mahabeikanzei rajasamudgate svaha

唵　貝堪皆　　貝堪皆　　瑪哈貝堪皆　拉札薩目噶喋　娑訶

原意：唵，藥，藥，大藥，普救眾生 圓滿成就！

再獻給大家《心經咒》，祝福有緣的讀者：

gate, gate, para-gate, para-sam-gate, bodhisvāhā.

揭諦　揭諦　波羅揭諦　波羅僧揭諦　菩提娑婆訶

原意：去吧，去吧，去到真實的宇宙境界，大家都去到真實的宇
　　　宙境界，達到對宇宙生命智慧了解的圓滿境界！

日後想獲得呂應鐘（呂尚）教授的活動信息與課程信息，歡迎加入臺灣全我中心社群

全我 Line@官網　　　　全我粉絲頁　　　　全我客服中心

國家圖書館出版品預行編目資料

全健康零疾病實用心法 / 呂應鐘著. -- 初版. -- 新北市：華夏出版
有限公司, 2024.01
　　面；　　公分. - -（Sunny文庫；338）
ISBN 978-626-7393-14-7（平裝）

1.CST：保健常識　2.CST：心身醫學　3.CST：健康法

411.1　　　　　　　　　　　　　　　　　　112019741

Sunny文庫　338

全健康零疾病實用心法

著　　作　呂應鐘
出　　版　華夏出版有限公司
　　　　　220 新北市板橋區縣民大道 3 段 93 巷 30 弄 25 號 1 樓
　　　　　電話：02-32343788　傳眞：02-22234544
印　　刷　百通科技股份有限公司
　　　　　電話：02-86926066　傳眞：02-86926016
E - m a i l　pftwsdom@ms7.hinet.net
總 經 銷　貿騰發賣股份有限公司
　　　　　新北市 235 中和區立德街 136 號 6 樓
　　　　　電話：02-82275988　傳眞：02-82275989
　　　　　網址：www.namode.com
版　　次　2024 年 01 月初版—刷
特　　價　新台幣 400 元　　（缺頁或破損的書，請寄回更換）

ISBN-13：978-626-7393-14-7
《全健康零疾病實用心法》由呂應鐘教授授權華夏出版有限公司
出版繁體字版

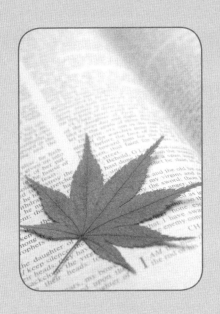

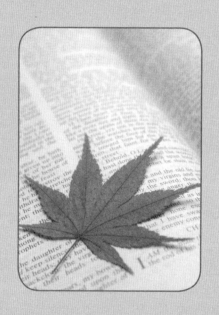